Victor Eyo Assi

Riscos profissionais entre os profissionais de saúde que cuidam de doentes com VIH

Victor Eyo Assi

Riscos profissionais entre os profissionais de saúde que cuidam de doentes com VIH

ScienciaScripts

Imprint
Any brand names and product names mentioned in this book are subject to trademark, brand or patent protection and are trademarks or registered trademarks of their respective holders. The use of brand names, product names, common names, trade names, product descriptions etc. even without a particular marking in this work is in no way to be construed to mean that such names may be regarded as unrestricted in respect of trademark and brand protection legislation and could thus be used by anyone.

Cover image: www.ingimage.com

This book is a translation from the original published under ISBN 978-3-659-74120-3.

Publisher:
Sciencia Scripts
is a trademark of
Dodo Books Indian Ocean Ltd. and OmniScriptum S.R.L publishing group

120 High Road, East Finchley, London, N2 9ED, United Kingdom
Str. Armeneasca 28/1, office 1, Chisinau MD-2012, Republic of Moldova, Europe
Printed at: see last page
ISBN: 978-620-8-13226-2

Índice:

RISCOS PROFISSIONAIS ENTRE OS PROFISSIONAIS DE SAÚDE QUE PRESTAM CUIDADOS A PESSOAS QUE VIVEM COM VIH/SIDA NO ESTADO DO DELTA: UM ESTUDO DE CASO DO EKU BAPTIST HOSPITAL, EKU. BY ASSI EYO VICTOR UNIVERSIDADE ESTADUAL DO DELTA ABRAKA.

DEDICAÇÃO

Este trabalho de investigação é dedicado a Deus Todo-Poderoso, a quem devo a minha existência, pela sua graça, misericórdia, favor, orientação divina e proteção que me concedeu. Mais importante ainda, dedico este trabalho ao meu falecido avô, o Sr. Eyo Esu Assi, que me criou uma base sólida de educação e me ensinou a ter autodisciplina e a ser independente, e à minha adorável mãe, a Sra. Comfort Esu Assi, pelas suas orações e amor maternal e por acreditar em mim, e ao Dr. e à Sra. Paul Okumagba pelos seus cuidados e conselhos parentais.

RECONHECIMENTO

Quero exprimir a minha profunda gratidão a Deus Todo-Poderoso pela sua graça, inspiração, sabedoria e proteção durante todo o período dos meus estudos.

A. A. Mordi, pelo seu apoio e orientação na realização deste trabalho, e a minha eterna e intensa gratidão ao Dr. P. O. Okumagba, que me apoiou como um pai, um tio e tudo o que eu poderia imaginar, por ter tirado tempo da sua agenda ocupada para ler o meu trabalho, fazendo correcções construtivas e úteis que tornaram este projeto um sucesso. Não consigo encontrar palavras para agradecer o vosso apoio financeiro, moral e educativo, a não ser dizer que Deus vos abençoe ricamente, e o meu apreço vai também para o Chefe do Departamento de Sociologia da Universidade Estatal do Delta, Abraka. Prof. B. Okaba. B. Okaba. Além disso, o meu apreço intenso vai para todos os professores do Departamento de Sociologia pelo seu apoio e conselhos paternais e maternais, em especial: Prof. V.
T. Jike, Prof. C. Ewhrudjakpor, Dr. P.O. Okumagba, Sr. B.C. Uweru, Dr. B. Akpomuvie, Dr. S. Ogege, Dr.(Mrs). E. Ejechi, Dr.(Sra.) Esiri.

Estou também em dívida para com os meus pais: Sra. Comfort. E. Assi, ao meu avô, o falecido Sr. E.E. Assi, à Sra. Faith. Okumagba, Engr.Umoh.Ekwo, Dr.V. Orish, Sr. J. Daibo, Sr.M.Mornu e Pastor. M.N. Ekiko pelo seu apoio espiritual, moral e financeiro, encorajamento, cuidados e conselhos.

Finalmente, estou também grato ao Sr. Kelvin. Madu, ao Sr. e à Sra. Oderhowo. Etaire. Samson, ao Diretor Médico do Eku Baptist Hospital e a todas as pessoas sem cuja colaboração os meus esforços para realizar este trabalho teriam sido frustrados.

RESUMO

Os cuidados de saúde são uma profissão invejável no contexto da Nigéria, mas, tal como acontece noutras áreas do esforço humano, os profissionais estão expostos a muitos riscos profissionais, alguns dos quais produzem incapacidades físicas e outros doenças que ameaçam a vida. A prestação de cuidados de saúde de elevada qualidade não deve ser perigosa para os profissionais de saúde que prestam cuidados às pessoas que vivem com VIH/SIDA. É nestas bases que este trabalho de investigação se baseia para examinar os riscos profissionais dos profissionais de saúde que prestam cuidados a pessoas que vivem com VIH/SIDA no Estado do Delta, utilizando o Hospital Batista de Eku como estudo de caso. Os modelos Multisystem e Pathways foram utilizados para explicar a taxa de ocorrência, o impacto e a sua prevenção, a fim de alcançar o objetivo do estudo. Os dados recolhidos através de questionários foram analisados utilizando o Statistical Package for Social Sciences (SPSS), enquanto o cálculo de percentagem simples foi utilizado para analisar a informação sócio-demográfica dos inquiridos e o teste "t" emparelhado foi utilizado para testar a hipótese formulada. Os resultados indicaram que 99,3% dos inquiridos concordaram que os trabalhadores do sector da saúde estão expostos a riscos profissionais, 96% também concordaram que a carga de trabalho excessiva conduz a riscos e 99,6% têm conhecimentos sobre riscos profissionais e uma série de outras variáveis. Por conseguinte, há uma necessidade urgente de equipar os sectores da saúde (clínicas e hospitais) com mais meios e dispositivos de proteção, o bem-estar dos trabalhadores da saúde e o seu ambiente de trabalho devem ser tidos em consideração. Mais ainda, a formação e a reciclagem do pessoal e a contratação de mais profissionais de saúde, a fim de reduzir as probabilidades de os trabalhadores do sector da saúde desenvolverem doenças e riscos adquiridos no trabalho.

CAPÍTULO 1

1.1 INTRODUÇÃO

1.2 CONTEXTO DO ESTUDO

O impacto do VIH/SIDA no sistema de saúde da Nigéria, associado à escassez de mão de obra no sector da saúde, criou um aumento substancial das exigências físicas e emocionais enfrentadas pelos profissionais de saúde. Ao longo da epidemia, os profissionais de saúde têm estado na vanguarda das actividades de cuidados e prevenção, gerindo um número crescente de doentes e assumindo novas responsabilidades em programas relacionados com o VIH, como os serviços de prevenção da transmissão vertical da infeção pelo VIH (PTV), a terapia de prevenção ionizada (TPI) e, mais recentemente, o tratamento antirretroviral (ARV). Ao mesmo tempo, tornou-se mais difícil responder às exigências do trabalho, uma vez que alguns profissionais de saúde têm eles próprios a infeção pelo VIH ou são pessoalmente afectados através de familiares ou amigos.

A prestação de cuidados de saúde de elevada qualidade não deve ser perigosa para os profissionais de saúde que prestam cuidados, em especial para as pessoas que vivem

VIH/SIDA. Historicamente, a tónica na melhoria da qualidade da prestação de serviços de saúde e na garantia dos direitos dos doentes tem prevalecido sobre a atenção à segurança pessoal e à saúde do prestador de serviços. (NIOSH, 2009). Mas se os trabalhadores do sector da saúde não estão protegidos, como se pode garantir o bem-estar dos seus pacientes?

Os cuidados de saúde são uma profissão invejável no contexto da Nigéria, mas, tal como acontece noutras áreas do esforço humano, os profissionais estão expostos a muitos riscos profissionais, alguns dos quais provocam incapacidades físicas, enquanto outros, se não forem tomados cuidados, podem levar a doenças potencialmente fatais, como o VIH/SIDA e outros. Os homens e as mulheres que desempenham estas funções são responsáveis pela prestação de cuidados de saúde de alta qualidade, embora os seus ambientes de trabalho, tais como: hospitais, clínicas e laboratórios, sejam cada vez mais reconhecidos como locais de trabalho perigosos (Stonerock, 2004). Os profissionais de saúde que prestam cuidados de saúde às pessoas que vivem com o VIH/SIDA são confrontados com vários riscos para a saúde que, em alguns casos, resultam na morte de alguns profissionais de saúde. As exposições por inalação e os seus potenciais efeitos sobre a saúde respiratória são motivo de preocupação crescente entre os trabalhadores, os decisores políticos e os sociólogos e profissionais de saúde em contextos de cuidados de saúde.

Os trabalhadores do sector da saúde são negativamente afectados pelos riscos biológicos, físicos, químicos e psicossociais para a segurança e a saúde no trabalho (SST) com que se deparam no seu trabalho: as dores de cabeça crónicas que um técnico de laboratório nigeriano tem devido à exposição a produtos químicos; a infeção pelo VIH que um médico tanzaniano contrai por não haver profilaxia pós-exposição quando é acidentalmente picado por uma agulha de um doente; o medo e a insegurança que uma enfermeira (parteira) enfrenta quando viaja de noite para atender uma emergência de um doente. Apesar das iniciativas globais, nacionais, regionais e locais para desenvolver um local de trabalho qualificado no sector da saúde que permita obter melhores resultados, os esforços para reduzir os riscos profissionais para os trabalhadores do sector da saúde nos países em desenvolvimento como a Nigéria estão longe de ser suficientes para proteger a sua saúde, em particular na Nigéria, que enfrenta uma escassez de mão de obra devido ao risco que representa a prestação de cuidados a pessoas que vivem com VIH/SIDA. Sem trabalhadores saudáveis, bem preparados e motivados, o Objetivo de Desenvolvimento do Milénio para a saúde não pode ser alcançado (PPE, 2012).

É neste contexto que este estudo procura avaliar a exposição e a perceção dos riscos para a saúde e dos riscos profissionais dos profissionais de saúde que prestam cuidados a pessoas que vivem com VIH/SIDA no estado do Delta, utilizando o Hospital Batista de Eku como estudo de caso.

1.3 . DESCRIÇÃO DO PROBLEMA

O aumento das taxas de risco profissional entre os trabalhadores do sector da saúde que prestam cuidados a pessoas que vivem com VIH/SIDA tem suscitado grande preocupação entre os responsáveis pelas políticas de saúde e o governo. Isto deve-se ao aumento da propagação da doença do VIH/SIDA. (TC Quinn, Global burden of HIV.1996). Estes perigos vão desde a violência biológica, química, ergonómica, psicossocial, física e baseada no género e a discriminação.

O grupo que está muito envolvido neste risco profissional entre os trabalhadores do sector da saúde é o seguinte Médicos, enfermeiros, técnicos de laboratório, assistentes de enfermaria e pessoal de limpeza, que representam a força de trabalho ativa no sector da saúde.

Os profissionais de saúde que prestam assistência médica a pessoas que vivem com VIH/SIDA enfrentam este risco profissional no seu local de trabalho e podem ser afectados por agulhas espetadas nos doentes, exposição a substâncias químicas no laboratório, esforço físico, levantamento de pesos, longas horas de trabalho, fadiga e violência, falta de equipamento esterilizado adequado e de uma gestão adequada dos resíduos, exposição a bactérias, fungos, parasitas ou vírus transmitidos pelo sangue, como o VIH/SIDA e a hepatite B, bem como a doenças transmissíveis como a tuberculose, a gripe aviária e a gripe suína.

1.4 . OBJECTIVO DO ESTUDO

O principal objetivo deste estudo é analisar criticamente o risco profissional entre os profissionais de saúde que prestam cuidados a pessoas que vivem com VIH/SIDA no Estado do Delta, utilizando o hospital Eku Baptist como estudo de caso. Especificamente, o estudo espera atingir os seguintes objectivos

i. Examinar os riscos profissionais enfrentados pelos trabalhadores do sector da saúde no decurso da prestação de cuidados a pessoas com VIH/SIDA

ii. Identificar os tipos de riscos profissionais que os trabalhadores do sector da saúde enfrentam no local de trabalho.

iii. Avaliar os efeitos do risco profissional nos trabalhadores do sector da saúde.

1.4. SIGNIFICADO DO ESTUDO

Este estudo será sem dúvida benéfico para os profissionais de saúde, prestadores de serviços de saúde, tais como: HYGEIA (HMO), Instituto Nacional de Segurança e Saúde no Trabalho (NIOSH), OMS, Ministério da Saúde (estatal e federal), sociólogos, decisores políticos e USAID e NACA também beneficiarão imenso.

A redução dos riscos profissionais entre os trabalhadores do sector da saúde que prestam cuidados a pessoas que vivem com o VIH/SIDA através de medidas de segurança no trabalho, de formação e de motivação integrará os trabalhadores do sector da saúde de forma mais eficaz no fluxo principal da economia nacional.

Além disso, este estudo proporcionará uma imagem mais clara dos riscos profissionais a que estão expostos os profissionais de saúde que prestam cuidados a pessoas que vivem com VIH/SIDA, para o público em geral que desconhece os desafios da prestação de cuidados de saúde a pessoas que vivem com VIH/SIDA. Além disso, serão apresentadas possíveis medidas para reduzir estes riscos profissionais, criando assim um ambiente de trabalho muito propício para os prestadores de cuidados de saúde para o VIH/SIDA.

1.5. QUESTÃO DE INVESTIGAÇÃO

O estudo procurará responder às seguintes questões de investigação.

I. Os profissionais de saúde enfrentam algum risco profissional quando prestam cuidados a pessoas que vivem com VIH/SIDA?

II. Porque é que muitos profissionais de saúde preferem não trabalhar na unidade de pessoas que vivem com VIH/SIDA?

III. Existem razões para a escassez de profissionais de saúde que prestam cuidados a pessoas que vivem com VIH/SIDA?

IV. Quais são os efeitos do risco profissional nos trabalhadores do sector da saúde?

V. O que pode ser feito para melhorar o risco profissional dos trabalhadores do sector da saúde?

1.6. HIPÓTESE

Para efeitos do presente estudo, foram formuladas duas hipóteses:

Hipótese I

i. Ho: Não existe risco profissional entre os profissionais de saúde que prestam cuidados a pessoas que vivem com VIH/SIDA.

ii. Olá: Existe um risco profissional entre os profissionais de saúde que prestam cuidados a pessoas que vivem com VIH/SIDA.

Hipótese II

iii. Ho: O excesso de carga de trabalho dos profissionais de saúde não conduz a riscos entre os profissionais de saúde que prestam cuidados a pessoas que vivem com VIH/SIDA

iv. Olá: O excesso de carga de trabalho dos trabalhadores do sector da saúde conduz, de facto, a riscos entre os trabalhadores do sector da saúde que prestam cuidados a pessoas que vivem com VIH/SIDA.

1.7. ÂMBITO DO ESTUDO

O âmbito do estudo, na sua dimensão, consiste nos profissionais de saúde do Eku Baptist Hospital, que presta cuidados a pessoas que vivem com VIH/SIDA no referido hospital, situado no Estado do Delta.

1.8. LIMITAÇÕES DO ESTUDO

A extensão que esta investigação pretende abranger foi limitada pelos seguintes factores:

1. A baixa taxa de resposta dos inquiridos constitui a principal limitação deste estudo. O pessoal e a

direção desta empresa visitada mostraram um elevado nível de relutância em fornecer informações sobre a política de gestão e outras informações que lhes foram solicitadas.

2. Falta de fontes de informação adequadas para a investigação, uma vez que os livros existentes na biblioteca do departamento e da universidade eram insuficientes

3. As finanças, no que diz respeito ao fornecimento de dados e informações e de material de entrada, foram também um fator limitativo.

4. As restrições de tempo também colocaram algumas limitações ao estudo, uma vez que o tempo estipulado para uma investigação desta natureza era muito curto.

5. Uma das principais limitações encontradas no decurso deste trabalho de investigação foi a falta de informação e de aprovação do comité de ética do Hospital Management Board, em Asaba, e a aprovação do comité de ética do Eku Baptist Hospital, que me obrigou a deslocar-me a Asaba durante três semanas antes de obter a aprovação para prosseguir o meu trabalho.

1.9. DEFINIÇÃO DE TERMOS/CONCEITOS

Para efeitos de clareza, serão definidos os seguintes conceitos.

i. **Trabalhador do sector da saúde**: Trata-se de pessoas que trabalham num sistema de cuidados de saúde, como um hospital ou uma clínica, cujo principal objetivo é prestar cuidados aos doentes.

ii. **Profissão**: É o trabalho que uma pessoa exerce.

iii. **Perigo**: Trata-se, em geral, de tudo o que pode ferir uma pessoa ou pôr alguém doente durante a execução de um trabalho

CAPÍTULO 2

2.0. REVISÃO DA LITERATURA

As pessoas entram nestas carreiras devido ao seu desejo de ajudar os outros ou devido a uma vocação (factores intrínsecos e extrínsecos). Os prestadores de cuidados profissionais chegam muitas vezes ao seu trabalho com um sentido de empenhamento e compaixão, e até mesmo com idealismo em relação ao bem que podem realizar no seu trabalho.

No entanto, a doação de si próprio exigida nas profissões de ajuda torna-se por vezes esmagadora e pesada. Os prestadores de cuidados profissionais são particularmente vulneráveis à exposição ao stress crónico. Demasiados doentes ou clientes, falta de apoio de supervisão, pouca confiança da comunidade na profissão e apoio administrativo limitado podem combinar-se para criar uma situação esmagadora para o prestador de cuidados profissional.

O risco profissional é definido como um perigo ou uma doença que constitui um risco para as pessoas que desempenham um determinado trabalho. (A&C Black Publishers Ltd, Macmillan English Dictionary, (2005) P.997). Os riscos profissionais colocam muitos desafios aos trabalhadores do sector da saúde, ao passo que o acompanhamento dos doentes ao longo da sua doença pode trazer muitas recompensas. Não há necessidade de negar as tensões significativas que são inerentes aos cuidados prestados às pessoas que vivem com VIH/SIDA. Estas tensões podem resultar do impacto emocional de cuidar de uma pessoa com uma doença potencialmente fatal ou ser secundárias à perceção do risco de exposição profissional a doenças transmissíveis como o VIH/SIDA, a hepatite B (VHB), a hepatite C (VHC) e a tuberculose. (Strathdee, S.Flannery, J e Graydom, Stressor in the AIDs hospice environment, patient care (1994) Volume 8 No.2.P.18).

Os trabalhadores do sector da saúde (PS) são fundamentais para a saúde. Considera-se que os profissionais de saúde são "todas as pessoas envolvidas principalmente em acções com a intenção primária de melhorar a saúde". (Relatório Mundial sobre a Saúde, 2006, p. XVI). Os trabalhadores do sector da saúde podem ser considerados como pessoas que incluem médicos, enfermeiros e profissionais de saúde afins que trabalham no sistema de cuidados de saúde, quer na comunidade, quer em hospitais ou clínicas.

Os profissionais de saúde no trabalho são trabalhadores do sector da saúde que receberam uma formação especial em matéria de saúde e segurança no trabalho e cujas principais tarefas dizem respeito à segurança, higiene, saúde, cuidados a prestar aos doentes e ao ambiente no local de trabalho. (ICOH, 2002). As quatro profissões tradicionais de saúde no trabalho (SST) são: Medicina do Trabalho, Higiene do Trabalho, Segurança do Trabalho e Ergonomia. Outros profissionais incluem: enfermeiros, toxicologistas, epidemiologistas, pessoal de recursos humanos, peritos em qualidade, gestores, advogados, sociólogos e economistas da saúde são também considerados profissionais de saúde no trabalho, se o seu trabalho se centrar na saúde dos trabalhadores. De acordo com o ICOH, "a expressão profissionais de saúde no trabalho destina-se a incluir todos aqueles que, a título profissional, desempenham tarefas de segurança e cuidados de saúde no trabalho, prestam serviços de saúde no trabalho ou estão envolvidos na prática da saúde no trabalho" (2002).

Os profissionais de saúde não só prestam serviços de cuidados de saúde e sustentam os sistemas de saúde, como também influenciam os resultados de saúde dos indivíduos e das populações. É bem sabido que é necessário um número adequado de profissionais de saúde qualificados para atingir os objectivos de saúde globais e nacionais e que o número e a qualidade dos profissionais de saúde estão positivamente associados a um aumento dos serviços de saúde e a melhores resultados em termos de saúde. (WHR, 2006).

2.1. UMA PANORÂMICA DOS RISCOS PROFISSIONAIS ENTRE TRABALHADORES DO SECTOR DA SAÚDE

Esta secção da análise da literatura apresenta uma panorâmica dos riscos profissionais enfrentados pelos trabalhadores do sector da saúde que prestam cuidados a pessoas com VIH/SIDA e das potenciais estratégias de prevenção ou tratamento dos riscos profissionais das doenças transmissíveis no contexto da profissão de prestador de cuidados de saúde. A literatura em expansão identifica os riscos profissionais que os profissionais de saúde enfrentam quando cuidam de pessoas que vivem com VIH/SIDA.

A investigação mais recente centra-se nos factores que afectam os trabalhadores do sector da saúde, a saber Físicos, Mecânicos, Químicos, Ergonómicos e Psicossociais. Os trabalhadores do sector da saúde estão continuamente expostos ao risco de exposição a microrganismos infecciosos quando prestam cuidados a pessoas que vivem com VIH/SIDA. A lei sobre segurança e saúde no trabalho estabeleceu regras e regulamentos para proteger os trabalhadores de riscos infecciosos no local de trabalho. (Potten Patricia e Anne Griffin Perry, fundamentals of Nursing, (5th edition) Mosby, Estados Unidos. (2000).P.863)

Na Nigéria, os cuidados de saúde são uma profissão invejável e que salva vidas, mas o facto de a profissão não ser tão apreciada e celebrada como noutras áreas do esforço humano faz com que os profissionais estejam expostos a muitos riscos profissionais, alguns dos quais provocam incapacidades físicas, enquanto outros, se não forem tomados cuidados, podem levar a doenças potencialmente fatais, como o VIH/SIDA.

A profissão de prestador de cuidados de saúde é uma atividade exigente. Os homens e mulheres que exercem estas funções são responsáveis pela prestação de cuidados de saúde de elevada qualidade, embora os seus ambientes de trabalho, como hospitais, clínicas e laboratórios, sejam cada vez mais reconhecidos como locais de trabalho perigosos. (Stonerock, 2004).

Os resultados mostram que as propriedades asmagénicas e alergénicas de produtos específicos, como as luvas de látex de borracha natural (NRL), constituíram a base para os esforços de redução dessas exposições em muitos contextos de cuidados de saúde. No entanto, as exposições repetidas a agentes de limpeza e a produtos de látex no local de trabalho que presta cuidados a pessoas que vivem com VIH/SIDA continuam a ser factores de risco importantes, mas inevitáveis, para os profissionais de saúde.

As funções e responsabilidades dos trabalhadores do sector da saúde, tais como: Médicos, enfermeiros, técnicos de laboratório, assistentes de enfermaria, etc., variam muito, tal como as tarefas profissionais específicas e os produtos utilizados. No entanto, certos aspectos do local de trabalho médico são omnipresentes. Por exemplo, o glutaraldeído alcalino, como desinfetante utilizado para esterilizar instrumentos médicos, tem sido associado a terapeutas respiratórios. Os dados de vigilância relativos a casos de asma relacionados com o trabalho indicam que os trabalhadores do sector da saúde são o grupo industrial mais frequentemente notificado (16%). Entre os produtos de limpeza (por exemplo, amoníaco, lixívia, desinfetante), outros agentes de limpeza (24%), látex (20%), glutaraldeído (9%) e formaldeído (5%) aparecem como riscos comuns relacionados com o trabalho. (Meyers e Jackson, 1993).

A frequência com que o látex foi referido como uma das exposições que contribuem para o perigo entre os trabalhadores do sector da saúde que prestam cuidados a pessoas que vivem com VIH/SIDA, fornece mais provas de que o látex continua a ser uma grande preocupação para os trabalhadores do sector da saúde, onde as exposições dérmicas e respiratórias ao látex têm sido associadas a sintomas entre o pessoal hospitalar Os trabalhadores do sector da saúde que prestam cuidados a pessoas que vivem com VIH/SIDA estão associados a muitos perigos, especialmente nos hospitais e clínicas onde prestam cuidados a indivíduos com essas doenças infecciosas.

Por este motivo, os profissionais de saúde devem observar diretrizes rígidas e normalizadas para prevenir doenças e outros perigos, como os provocados por radiações, picadas acidentais de agulhas e produtos químicos utilizados para esterilizar instrumentos e anestésicos. São vulneráveis a lesões nas costas quando deslocam os doentes, a choques provocados por equipamentos eléctricos e ao perigo representado pelos gases comprimidos. A nível internacional, reconhece-se que o desgaste da mão de obra no sector dos cuidados de saúde causado por riscos profissionais é desnecessariamente elevado e exige uma atenção prioritária (WHR, 2006). Por exemplo, cerca de 90% dos enfermeiros inquiridos pela Associação de Enfermagem da Nigéria indicaram que as preocupações com a saúde e a segurança influenciavam os meios de subsistência que continuariam a exercer. (2001). Em África e na Ásia, a ameaça crescente de doença ou morte relacionada com doenças adquiridas no trabalho é cada vez mais uma razão para os trabalhadores do sector da saúde abandonarem o seu emprego. (WHR, 2006). Os profissionais de saúde enfrentam muitos tipos de riscos profissionais, incluindo a exposição a doenças infecciosas, lesões nas costas e lesões por esforços repetitivos, alergias ao látex, violência por parte dos doentes e das famílias e stress. Os riscos biológicos estão entre os principais riscos para a saúde dos profissionais de saúde que cuidam de pessoas que vivem com VIH/SIDA. Os agentes patogénicos infecciosos existem em todos os contextos de cuidados de saúde e incluem a exposição ao ar - risco de exposição a uma vasta gama de doenças infecciosas no local de trabalho dos cuidados de saúde.

Sem recursos adequados para a saúde e a segurança, os trabalhadores do sector da saúde são vulneráveis à exposição e à potencial infeção por agentes biológicos. Por exemplo, todos os anos, pelo menos três milhões de profissionais de saúde em todo o mundo são expostos a agentes patogénicos transmitidos pelo sangue devido a ferimentos com agulhas. (Pruss - Ustun, Rapiti, & Hutin, 2007). Dois milhões desses profissionais de saúde estão expostos à hepatite B, 900.000 à hepatite C e 170.000 ao VIH. (WHR, 2006). Estas lesões resultam em mais de 40% de todas as infecções por hepatite B e C e em 2,5% das infecções por VIH entre os trabalhadores do sector da saúde. (Pruss - Ustun, Rapiti, & Hutin 2007). Um número crescente de profissionais de saúde está também exposto a doenças transmitidas pelo ar, como a tuberculose (TB), a gripe e a Síndrome Respiratória Aguda Grave (SAR). O surto de SARS de 2003 ilustra particularmente a forma como a não utilização de precauções adequadas no local de trabalho afectou os profissionais de saúde. Mais de um quinto dos casos globais da SRA ocorreram em profissionais de saúde. (Yassi et.al, 2004).

O ressurgimento da tuberculose e o aumento da tuberculose multirresistente tornaram-se também um grave risco profissional para os trabalhadores do sector da saúde em todo o mundo. (Harries, Maher & Nunn, 1997). As elevadas taxas de TB nos países em desenvolvimento tornam o risco de doença para os trabalhadores do sector da saúde nesses locais especialmente significativo. Mais de 90% dos casos de tuberculose no mundo são detectados em hospitais de países em desenvolvimento, dos quais a Nigéria não fica de fora, e estima-se que 54% dos trabalhadores do sector da saúde nestes países sejam portadores de tuberculose latente (Joshi, Reingold, Menzies e Pai, 2006). De facto, a taxa de TB ativa é mais elevada entre os profissionais de saúde dos países em desenvolvimento do que na população em geral. Pensa-se que muitos destes casos são o resultado direto de exposições profissionais. (Joshi, et.al, 2006).

A sensibilização alérgica ao NRL tornou-se um importante problema de saúde ocupacional entre os profissionais de saúde. As proteínas do NRL (hexamina, heveína e fator de alongamento da borracha) podem ser absorvidas através da pele ou inaladas, enquanto o pó de luva de amido de milho pode atuar como transportador destas proteínas alérgicas. Para além de todos os riscos profissionais acima mencionados, os trabalhadores do sector da saúde que prestam cuidados a pessoas que vivem com VIH/SIDA e que levantam e deslocam estes doentes correm um risco elevado de lesões nas costas e outras perturbações músculo-esqueléticas (Owen et.al, 1999; Orr 1997).

Uma perturbação músculo-esquelética relacionada com o trabalho é uma lesão dos músculos, tendões, ligamentos, nervos, articulações, cartilagens, ossos ou vasos sanguíneos das extremidades ou das costas, causada ou agravada por tarefas profissionais como levantar, empurrar e puxar (Moens. et.al, 1994). Os sintomas das perturbações músculo-esqueléticas são: dor, rigidez, inchaço, dormência e formigueiro. As causas mais frequentes de dores nas costas e de outras lesões entre os trabalhadores do sector da saúde (em hospitais e clínicas) são o levantamento de pesos e a colocação de pensos e a alimentação dos doentes (Myers e Jackson, 1993; Moens et.al, 1994).

Os trabalhadores do sector da saúde que passam a maior parte do tempo a transferir, a dar banho e a vestir os doentes têm as taxas mais elevadas de lesões músculo-esqueléticas (Zelenka, 1996; Nelson & Steyner, 1997; Delive et.al, 2003). Num estudo do NIOSH sobre trabalhadores do sector da saúde, estas tarefas foram identificadas como preditores significativos de dores nas costas, pescoço, ombros, pernas e pés, depois de ajustadas a outros factores, como a idade, o peso e as actividades físicas dos trabalhadores fora do trabalho (Orr, 1997). Observou-se que o levantamento frequente de pesos, o levantamento em posturas incómodas e o levantamento sem assistência eram preditores significativos de incapacidade permanente para o trabalho nos trabalhadores do sector da saúde. (Houle, 2001).

De acordo com um relatório do Instituto de Medicina, os enfermeiros são o maior grupo de profissionais de saúde que prestam cuidados diretos aos doentes nos hospitais, e a qualidade dos cuidados prestados às pessoas em situação de pós-diabetes está fortemente ligada ao desempenho do pessoal de enfermagem. (Tankha, 2006). Neste contexto, a criação de um ambiente de trabalho saudável para os trabalhadores do sector da saúde é crucial para manter uma força de trabalho adequada no sector da saúde (Smith & Roy, 2007).

A investigação sugere que, apesar da elevada perceção de risco dos trabalhadores do sector da saúde em relação à infeção adquirida profissionalmente, o nível de prevenção da infeção adquirida profissionalmente por parte dos trabalhadores do sector da saúde é bastante baixo. Em resposta à procura nas instituições de saúde, foi desenvolvida uma investigação e uma literatura substanciais sobre o impacto da SIDA e dos riscos nos cuidados de saúde, a fim de identificar os factores particularmente stressantes. (Afework Mebratu, Emergency of HIB/AIDs cares to the health institution in Addis Ababa (2000), P.17).

Com base na descrição de Ofili e Sogbesan no seu estudo, as dores nas costas ocupam o lugar mais alto na lista de riscos relacionados com o trabalho. Cento e quinze (88,5%) trabalhadores do sector da saúde (enfermeiros) tiveram dores de costas. As causas atribuídas às dores de costas foram a elevação de doentes.
Entre os riscos mecânicos que expõem os profissionais de saúde a infecções transmitidas pelo sangue, os salpicos de sangue foram os mais comuns. Este facto está de acordo com o estudo realizado por Ofili e seus colegas (2000), em que se verificou que a exposição cutânea ao sangue era mais comum do que as exposições pré-cutâneas. Cinquenta por cento dos profissionais de saúde sofreram ferimentos por picadas de agulha, bem como cortes em ampolas de medicamentos, e 10% dos participantes sofreram cortes de bisturi. Ofili et.al (2000) também descobriram que os cortes de ampolas de medicamentos eram a lesão pré-cutânea mais comum entre os trabalhadores do sector da saúde. Outros estudos descobriram que as picadas de agulha são a lesão pré-cutânea mais comum. (OMS, African Journal of Nursing and Midwifery (2000), P.15).

2.2. TIPOS DE RISCOS PROFISSIONAIS

O risco profissional foi definido como um perigo ou risco que causa doença às pessoas que desempenham um determinado trabalho. (A& C Black publishers Ltd, Macmillan English Dictionary, (2005) P.997).

Asuzu MC (1994) afirma que o risco profissional é uma substância ou circunstâncias materiais que representam um perigo para a saúde do ser humano durante o exercício das suas funções.

Para efeitos do presente estudo, o perigo foi classificado em cinco (5) tipos principais, nomeadamente:

2.2.1.	Físico
2.2.2.	Química
2.2.3.	Biológico
2.2.4.	Psicossocial
2.2.5.	Ergonómico

2.2.6. PERIGO FÍSICO

Estas são as mais comuns entre os trabalhadores do sector da saúde que prestam cuidados a PVVSADS. Incluem condições de trabalho inseguras, escorregadelas, tropeções, quedas, esforço físico, trabalho pesado, longas horas de trabalho, fadiga e violência, que podem causar ferimentos, doenças e morte.

Os riscos físicos podem também resultar em radiações que provocam doenças, queimaduras e cancros. Por exemplo, perigo elétrico; cabos desgastados, falta de pinos de ligação à terra, cablagem inadequada, máquinas não protegidas e peças de máquinas em movimento: elevada exposição aos raios ultravioleta; calor ou frio, derrames no chão ou perigo de tropeçar.

2.2.7. PERIGO QUÍMICO

Estes perigos estão relacionados com a mistura de diferentes produtos químicos utilizados no hospital pelos trabalhadores do sector da saúde, tais como: lixívia, detergentes agressivos, inflamáveis, solventes, vapores nocivos, alergénios, radiação e outras exposições frequentemente encontradas nos laboratórios. As normas internacionais em matéria de produtos químicos melhoraram nos últimos anos, mas a sua aplicação é lenta em países em desenvolvimento como a Nigéria, onde os trabalhadores do sector da saúde estão expostos a várias reacções químicas nos laboratórios. Nos casos em que se verifica uma transferência de tarefas, o pessoal pode não ter formação adequada para manusear corretamente os produtos químicos. Pode não dispor de um fornecimento adequado de máscaras, luvas e óculos, e pode trabalhar em edifícios com ventilação inadequada. Um estudo revelou que 71% dos dentistas nigerianos inquiridos estavam regularmente expostos a níveis perigosos de amálgama dentária, o que poderia resultar em envenenamento por mercúrio. (Fasunlono e Owotade, 2004).

Em muitos contextos em desenvolvimento em que são introduzidas novas tecnologias e processos químicos no sistema de saúde, a extensão das exposições a produtos químicos não é facilmente quantificada e é necessária investigação adicional.

2.2.8. RISCO BIOLÓGICO

Estas são as infecções mais devastadoras que os profissionais de saúde enfrentam quando prestam cuidados a PVVSADS. Estas incluem: acesso insuficiente a água potável, falta de precauções universais para proteção contra doenças transmitidas pelo sangue, falta de equipamento esterilizado e de uma gestão adequada dos resíduos, e exposição a bactérias, fungos, parasitas ou vírus transmitidos pelo sangue, como o VIH e a hepatite, bem como a doenças transmissíveis como a tuberculose, a gripe aviária ou a gripe suína.

Habitualmente, ao racionar a água apenas para as tarefas mais importantes, os profissionais de saúde podem lavar as mãos com menos frequência. A carga de trabalho adicional de obtenção de água reduz a produtividade dos profissionais de saúde, afastando-os dos cuidados diretos aos doentes. As luvas de látex que escasseiam são lavadas e penduradas para secar para serem reutilizadas. Na Etiópia, os profissionais de saúde têm 29% e 31% de risco de exposição insegura a fluidos corporais e picada de agulha, respetivamente. (Reda et.al 2010). Em 2009, 39 profissionais de saúde ugandeses morreram devido à exposição ao VÍRUS EBOLA enquanto cuidavam de doentes infectados. (Ministério da Saúde da República do Uganda 2008).

Embora a segurança das doenças transmitidas pelo sangue tenha recebido mais apoio financeiro e institucional - nomeadamente dos programas de combate ao VIH - do que outras medidas de segurança da saúde no trabalho no mundo em desenvolvimento. A Organização Mundial de Saúde (2002) estima que três (3) milhões de trabalhadores do sector da saúde são expostos anualmente a vírus transmitidos pelo sangue: dois milhões à hepatite B; 900 000 à hepatite C; e 300 000 ao VIH, especialmente os que prestam cuidados a pessoas que vivem com VIH/SIDA. Mais de 50% dos casos de infeção pelo VIH entre os trabalhadores do sector da saúde estudados no Leste Asiático foram de enfermeiros, seguidos do pessoal de laboratório e dos colectores de sangue (Gold et.al, 2004). Um estudo sugere que os enfermeiros receiam mais a revelação do VIH do que a própria infeção (Houtman, Jettinghoff e Cedillo 2007).

2.2.9. RISCO PSICOSSOCIAL

Estes riscos incluem: stress, medo causado pela violência, abuso emocional ou verbal, consumo de drogas ou álcool relacionado com o trabalho, depressão e intimidação no local de trabalho. Estes riscos psicossociais podem ter uma variedade de impactos diferentes que incluem:

a) **Fisiológico**: Hipertensão, músculos tensos, dores de cabeça e enxaquecas. Foi documentado que o stress aumenta as doenças cardiovasculares entre os profissionais de saúde na Colômbia, México et.al (Houtman, Jettinghoff, e Cedillo, 2007). Os profissionais de saúde podem ser mais propensos a adotar comportamentos pouco saudáveis, como o tabagismo ou o abuso de álcool, numa tentativa de aliviar o stress.

b) **Emocional**: Nervosismo, atitude negativa e falta de moral da equipa. Na Nigéria e na Etiópia, o stress dos profissionais de saúde aumentou devido à falta de materiais de precaução universal para se protegerem dos fluidos corporais. (Reda et.al, 2010). Um ambiente psicossocial negativo pode afetar negativamente as interações com os colegas e os doentes e aumentar a probabilidade de lesões físicas. Em áreas fortemente afectadas pela epidemia de SIDA, cuidar de um grande número de doentes extremamente doentes, como as PVVS, pelos quais pouco se pode fazer, pode ser stressante e ter um impacto emocional. (Baleta 2008; Van Dyk 2007).

c) **Cognitivo**: O esquecimento, a perda de concentração, a redução da atenção e o comportamento agressivo ou impulsivo podem resultar em erros de procedimento ou de julgamento, o que reduz a produtividade e a qualidade da prestação de serviços. (Houtman, Jettinghoff e Cedillo 2007).

O risco profissional psicossocial pode estar encoberto por normas culturais e ser percepcionado de forma diferente consoante o sexo, a idade, a educação, o estatuto social, a perceção ou os problemas de saúde mental dos profissionais de saúde. No entanto, são os menos susceptíveis de serem reconhecidos como risco profissional no local de trabalho pelos profissionais de saúde no contexto dos países em desenvolvimento. (ibid).

2.2.10. RISCO ERGONÓMICO

Estes ocorrem quando a posição corporal e as condições de trabalho dos trabalhadores do sector da saúde exercem pressão sobre o seu corpo. São os mais difíceis de detetar, uma vez que não se nota imediatamente a tensão no corpo ou os danos que estes perigos representam. A exposição a curto prazo pode resultar em "músculos doridos" no dia seguinte ou nos dias seguintes à exposição, mas a exposição a longo prazo pode resultar em lesões graves a longo prazo. Estes perigos incluem:

> Iluminação deficiente

> Posto de trabalho e cadeira mal ajustados

> Levantamento frequente, má postura, movimentos incómodos, especialmente se forem repetitivos

> Repetir o mesmo movimento vezes sem conta

> Ter de usar demasiada força, especialmente se tiver de o fazer frequentemente.

2.3. CAUSAS DE RISCO PROFISSIONAL ENTRE TRABALHADORES DO SECTOR DA SAÚDE QUE PRESTAM CUIDADOS A PESSOAS COM DEFICIÊNCIA

Os profissionais de saúde são confrontados com perigos no seu local de trabalho enquanto cuidam de pessoas que vivem com VIH/SIDA e alguns desses perigos podem ser atribuídos a

Posicionamento em pé durante muito tempo na enfermaria, o que resulta em stress: De acordo com o Instituto Nacional de Segurança e Saúde Ocupacional (NIOSH), os enfermeiros podem desenvolver distúrbios músculo-esqueléticos a partir de uma série de actividades de trabalho comuns, tais como: Posição de pé durante muito tempo na enfermaria, Posturas incómodas ao levantar e Actividades repetidas sem tempo de recuperação adequado.

Utilização de soluções anti-sépticas fortes com efeito cáustico: Os trabalhadores do sector da saúde estão expostos a preparações químicas no local de trabalho, algumas das quais são mais seguras do que outras, mas para alguns trabalhadores do sector da saúde sensíveis a produtos químicos, mesmo as soluções comuns podem causar doenças, irritação da pele ou problemas de banho. Algumas destas soluções são líquidos como agentes de limpeza, ácidos, solventes, especialmente produtos químicos num recipiente não rotulado.

Manuseamento e eliminação descuidados de objectos afiados, como agulhas e lâminas de bisturi: Existem diferentes tipos de lesões acidentais no sector da saúde, como já foi referido, mas a lesão por picada de agulha continua a ser a mais comum de todas. (Camilleri AE, Murray S e Imrie CW. Needle stick injury in surgeons: what is the incidence? J R coll Surg Edinb 1991; 36: 317). Marcus e colaboradores expostos no seu estudo de 1201 profissionais de saúde expostos a sangue de doentes infectados com o VIH ou de doentes que correspondem à definição de caso de SIDA do Centro de Controlo de Doenças constataram que 962 (80%) sofreram ferimentos por picada de agulha, 103 (8%) foram cortados com objectos afiados e 79 (7%) tinham as membranas mucosas contaminadas. (Marcus R. CDC co - operative needle - stick surveillance group. Surveillance of healthcare workers exposed to blood infected with HIV. N Engl J Med 1988; 319: 1118 -1123).

❖ **Mecanismo inadequado de prevenção de infecções e sobrecarga de trabalho**: Os profissionais de saúde que cuidam de doentes que vivem com VIH/SIDA são confrontados com vários tipos de riscos e uma das principais causas é a existência de medidas preventivas inadequadas e de mecanismos mais sufocados para a segurança dos profissionais de saúde que cuidam de PVVS. Além disso, a sobrecarga de trabalho destes profissionais de saúde que cuidam de pessoas que vivem com VIH/SIDA aumenta todos os dias à medida que os casos aumentam, o que resulta numa escassez de pessoal

❖ **Condições de trabalho difíceis**: As condições de trabalho destes profissionais de saúde não são encorajadoras e o ambiente de trabalho hostil, que não é propício para os prestadores de cuidados, constitui um risco para os profissionais de saúde.

❖ **Equipamento de saúde inadequado**: Atualmente, o sector dos cuidados de saúde tem sido confrontado com muitos problemas, alguns dos quais são o equipamento de saúde inadequado e as instalações de saúde obsoletas. É imperativo afirmar aqui que, em resultado da inadequação das instalações de saúde no hospital, o trabalhador do sector da saúde está sujeito a encontrar qualquer perigo no local de trabalho, especialmente perigos físicos, químicos, biológicos e ergonómicos.

❖ **Salpicos de sangue dos doentes nos trabalhadores do sector da saúde**: Os salpicos de sangue dos doentes durante as práticas clínicas no domínio dos cuidados de saúde são um dos principais perigos para os cuidados de saúde no local de trabalho.

❖ **Levantamento e transporte de doentes:** Os trabalhadores do sector da saúde que passam a maior parte do tempo a levantar, transferir e vestir doentes têm as taxas mais elevadas de lesões músculo-esqueléticas (Zelenka, 1996; Nelson e Steyner, 1997; Delive et al., 2003). Num estudo do NIOSH sobre trabalhadores do sector da saúde, estas tarefas foram identificadas como preditores significativos de dores nas costas, pescoço, ombros, pernas e pés, depois de ajustadas a outros factores, como a idade do trabalhador, o peso e as actividades físicas fora do trabalho (Orr, 1997). Também se observou que o levantamento frequente de pesos, o levantamento em posturas incómodas e o levantamento sem assistência eram factores significativos de incapacidade permanente para o trabalho nos enfermeiros (Houle, 2001).

2.3.1. EFEITOS DO RISCO PROFISSIONAL SOBRE TRABALHADORES DO SECTOR DA SAÚDE

Como resultado do número crescente de riscos enfrentados pelos trabalhadores do sector da saúde, apresentam-se a seguir os efeitos dos riscos profissionais nos trabalhadores do sector da saúde que prestam cuidados a pessoas que vivem com VIH/SIDA:

Doença músculo-esquelética que leva à incapacidade dos trabalhadores do sector da saúde: Os distúrbios músculo-esqueléticos são comuns entre os profissionais de saúde, sendo que a população de enfermagem, que constitui cerca de 33% da força de trabalho hospitalar, corre um risco particularmente elevado e é responsável por 60% das lesões ocupacionais registadas (Scott, 2006). As perturbações músculo-esqueléticas têm um impacto significativo na qualidade de vida, causam perda de tempo de trabalho, absentismo, aumentam as restrições ao trabalho, transferência para outro posto de trabalho ou incapacidade, mais do que qualquer outro grupo de doenças, com um custo económico considerável para o indivíduo, a organização e a sociedade em geral (Henderson, 2003).

Conduz a doenças transmissíveis como a tuberculose, o VIH/SIDA, a gripe suína, a hepatite A e C, o herpes labial, a febre de Lassa, etc.: Os trabalhadores do sector da saúde que prestam cuidados a pessoas que vivem com o VIH/SIDA correm o risco de contactar com doenças transmissíveis provenientes de doentes infectados que cuidam. Este risco resulta dos salpicos de sangue dos doentes, dos ferimentos com agulhas de doentes infectados nos profissionais de saúde. O risco de os trabalhadores do sector da saúde contraírem estas doenças aumenta com o aumento da incidência dos riscos mecânicos.

❖ **Em alguns casos, resulta na morte dos trabalhadores do sector da saúde**: O sector da saúde enfrenta uma diminuição da produtividade devido à morte súbita e prematura dos profissionais de saúde que prestam cuidados a pessoas que vivem com VIH/SIDA, em resultado destes riscos em que o profissional de saúde incorre quando presta cuidados aos seus doentes.

❖ **Conduz à doença:** Em resultado do aumento das taxas de riscos físicos, mecânicos, psicossociais e ergonómicos com que se confrontam os trabalhadores do sector da saúde que prestam cuidados a pessoas que vivem com VIH/SIDA, o número de trabalhadores do sector da saúde doentes aumenta todos os dias e a taxa geométrica de doenças deve-se a estes riscos, que foram citados como as principais razões para o absentismo dos trabalhadores do sector da saúde e para a diminuição da produtividade no sector da saúde na Nigéria.

❖ **Resulta no contacto com a dermatite e a asma alérgica**: A extensão da exposição a produtos químicos não é facilmente quantificada, especialmente em países em desenvolvimento como a Nigéria, onde ocorre uma mudança de tarefas, onde o pessoal pode não ter formação adequada para lidar com produtos químicos e onde são introduzidas novas tecnologias e processos químicos no sistema de saúde. Os resultados mostram que a maior parte destes trabalhadores do sector da saúde são alérgicos à maioria dos produtos químicos, o que resulta em dermatites cutâneas.

❖ Provoca a contaminação das membranas mucosas.

❖ Conduz à radiação

❖ O resultado são queimaduras e cancro.

❖ Resulta em contacto com a dermatite e a asma alérgica.

2.4. A NECESSIDADE DE SEGURANÇA NO LOCAL DE TRABALHO PARA OS TRABALHADORES DO SECTOR DA SAÚDE

As condições de trabalho inseguras e insalubres afectam a qualidade da prestação de serviços e a produtividade e retenção dos trabalhadores do sector da saúde. É necessário garantir a segurança dos trabalhadores do sector da saúde no local de trabalho.

As questões de segurança e saúde no trabalho (SST) devem fazer parte integrante dos sistemas de gestão dos recursos humanos e não se limitarem ao domínio da garantia da qualidade nem a programas verticais como o VIH/SIDA ou a saúde materna. Do ponto de vista do sistema de saúde, os ambientes perigosos aumentam o absentismo dos trabalhadores do sector da saúde, a rotatividade, o risco de abandono da profissão, as baixas por doença a curto prazo, a incapacidade a longo prazo e mesmo a morte. (PPE 2012; Deusson, et.al, 2012; Baleta, 2008; Gold et.al, 2004: Wibburn e Eijkemans, 2004). Em resultado deste ambiente perigoso que rodeia os trabalhadores da saúde que cuidam das PVVS, é fundamental proporcionar-lhes um ambiente protetor e condutivo para que possam prestar um serviço de saúde produtivo e eficiente aos doentes que vivem com VIH/SIDA. Na Zâmbia, condições de trabalho inaceitáveis e o advento da epidemia de SIDA resultaram em elevados níveis de desgaste dos trabalhadores da saúde, apesar do aumento dos pacotes salariais. (Ngulube 2011). Nas zonas rurais e remotas da Nigéria, o risco profissional é ainda maior devido a condições de trabalho mais duras, maior isolamento e insegurança, infra-estruturas mais pobres, equipamento inadequado e sobrecarga de trabalho. (Matsiko 2010), pelo que os profissionais de saúde das zonas rurais podem ter mais probabilidades de ficar doentes ou incapacitados. Uma força de trabalho no sector da saúde já reduzida e mal distribuída, associada a um excesso de ausências justificadas (por exemplo, licenças por doença e invalidez) e não justificadas (por exemplo, trabalhadores do sector da saúde desmotivados e insatisfeitos que não compareçem ao trabalho ou reduzem o seu horário), aumenta ainda mais a carga física e psicossocial sobre os que estão presentes. Um ambiente de trabalho negativo ou inseguro não atrai um profissional de saúde para um posto de trabalho ou para a prestação de cuidados a doentes com VIH/SIDA.

Não obstante outras questões que afectam a retenção e a produtividade, o sistema de gestão dos recursos humanos deve dar prioridade ao apoio aos trabalhadores do sector da saúde, garantindo a sua segurança, saúde e bem-estar no trabalho (OMS 2007; Papp 2007; Matsiko, 2007). Além disso, a necessidade de segurança dos trabalhadores do sector da saúde no local de trabalho é muito importante, porque se o local de trabalho não for seguro e propício para eles, o desejo do trabalhador do sector da saúde de prestar os seus melhores cuidados ao doente não será possível em grande medida. E a escassez de profissionais de saúde no sector da saúde será reduzida.

2.5. COMO FAZER DA SEGURANÇA DOS PROFISSIONAIS DE SAÚDE UMA PRIORIDADE DA QUESTÃO POLÍTICA

Os investimentos em saúde no trabalho têm um impacto económico positivo e produtivo (OMS, 1994). A melhoria das condições de trabalho e a atenção dada ao bem-estar e à prevenção dos trabalhadores do sector da saúde são duas das principais práticas que influenciam a produtividade, a satisfação profissional e a motivação dos trabalhadores do sector da saúde.

Há quase duas décadas, a Organização Mundial de Saúde (1994) declarou que "o acesso aos serviços de saúde no trabalho deve ser assegurado a todos os trabalhadores do mundo, independentemente da idade, sexo, nacionalidade, profissão, tipo de emprego, dimensão ou localização do local de trabalho" (Bradley e McAuliffe, 2009). [th]Além disso, a Organização Mundial de Saúde elaborou um plano de ação global para a saúde dos trabalhadores na 60ª Assembleia Mundial de Saúde, a fim de sublinhar ainda mais a importância desta questão. (Houtman, Jettinghoff e Cedillo, 2007). Embora tenham sido envidados esforços para alcançar normas de segurança internacionais, a sua operacionalização num contexto de recursos limitados tem sido um desafio.

A legislação ou as normas regulamentares em matéria de SST proporcionam um quadro político que permite e habilita os trabalhadores do sector da saúde a melhorarem o seu ambiente operacional. Embora muitos países desenvolvidos tenham implementado efetivamente políticas de SST (OIT 2001; COA 2012), ainda têm de abordar a relação entre a segurança e a produtividade dos trabalhadores do sector da saúde e dar prioridade à SST como um investimento válido. No entanto, há exemplos em que a política de SST foi adoptada com êxito por quatro tipos diferentes de influenciadores políticos e alianças globais, governo federal/estatal, conselhos e associações profissionais e escolas de profissionais de saúde, facilitando assim a implementação de acções prioritárias a nível da organização.

Alianças globais

O poder de convocação das associações internacionais, associado a sistemas eficazes de partilha de conhecimentos a nível internacional, é um meio importante para obter apoio político para as questões de SST. A campanha "Ambiente de Prática Positiva" (EPI) foi iniciada em 2008 como uma aliança plurianual e multipartidária com os parceiros principais e o Conselho Internacional de Enfermeiros, a Federação Internacional de Hospitais, a Confederação Mundial de Fisioterapia, a Associação Médica Mundial e outros parceiros internacionais.

Governo federal/estatal

As políticas de "VIH no local de trabalho" e de precaução universal têm sido fortemente financiadas e lideradas pelos programas nacionais de luta contra a SIDA em toda a África, mas raramente incluíram outros elementos de SST. Tendo interesses mais amplos na força de trabalho multissectorial do seu país, o governo federal tem a capacidade de integrar as políticas de SST. Por exemplo, apesar de ter sido afetado negativamente pelo VIH/SIDA, o governo da África do Sul reconheceu desde cedo o efeito da saúde geral da força de trabalho na produtividade. Como tal, a sua política relativa à força de trabalho integrou as políticas relativas ao VIH numa política de saúde ocupacional mais ampla e abrangente, centrada no bem-estar e na prevenção dos trabalhadores. (DPSA, 2010). Tal como na Nigéria, onde se passa o contrário, o governo não se preocupa com o efeito deste risco na saúde dos profissionais de saúde e com o seu efeito adverso na economia.

Para tornar o local de trabalho seguro para os trabalhadores do sector da saúde, os locais de trabalho, tais como os hospitais, as clínicas e os laboratórios, devem estar isentos de riscos físicos, ergonómicos, químicos, psicossociais e emocionais, e os pacotes de bem-estar dos trabalhadores do sector da saúde devem ser tidos em grande consideração.

Conselhos Profissionais, Associações e Sindicatos

As associações e conselhos profissionais podem desempenhar um papel positivo enquanto protectores dos seus quadros e doentes, reforçando uma abordagem baseada no direito à prevenção dos riscos de SST. O seu envolvimento na definição de políticas e na defesa de causas, na mobilização de recursos e na formação contínua sobre a prevenção de riscos de segurança e saúde no trabalho (SST) ajuda a promover a aplicação das normas de SST e a proteção dos trabalhadores.

Os conselhos profissionais, as associações e os sindicatos devem assegurar que os trabalhadores do sector da saúde sejam informados e formados em questões de SST e que tenham poderes para exigir segurança no local de trabalho. A Public Services International, o maior sindicato de profissionais de saúde do mundo, trabalha para evitar picadas de agulha entre os profissionais de saúde através do seu programa "sharp sense" e de esforços para aumentar o acesso a agulhas auto-retrácteis.

Escolas profissionais de saúde e instituições de investigação

As escolas profissionais podem e devem desempenhar um papel mais importante na sensibilização e formação dos trabalhadores do sector da saúde sobre os riscos de SST e a sua possível prevenção. As instituições de investigação devem liderar a avaliação da eficácia dos programas de SST, de modo a que os governos federal e estatal possam avaliar o retorno do seu investimento.

CAPÍTULO 3

ENQUADRAMENTO TEÓRICO / MÉTODO DE INVESTIGAÇÃO 3.0. INTRODUÇÃO

Na análise do risco profissional dos profissionais de saúde que prestam cuidados a pessoas que vivem com VIH/SIDA, podem ser utilizadas várias teorias, mas para efeitos deste trabalho de investigação, foram selecionados como base teórica os Modelos Multissistémico e de Percursos. Cherniss (1995) observa que, ao longo do último século, se registou uma proliferação do número de profissionais de saúde, tais como professores, enfermeiros, médicos, psicólogos, cientistas de laboratório, assistentes sociais, terapeutas ocupacionais e muitos outros. Afirma ainda que muitas pessoas entram nestas carreiras devido ao seu desejo de ajudar os outros ou devido a uma vocação. Os profissionais de saúde chegam muitas vezes ao seu trabalho com um sentido de empenhamento e compaixão, e até mesmo com idealismo em relação ao bem que podem realizar no seu trabalho. No entanto, a doação de si próprio exigida nas profissões de ajuda torna-se por vezes esmagadora e pesada. Os profissionais de saúde são particularmente vulneráveis à exposição ao risco. Demasiados doentes ou clientes, falta de apoio de supervisão, pouca confiança da comunidade na profissão e apoio administrativo limitado podem combinar-se para criar uma situação esmagadora para o trabalhador do sector da saúde.

3.1. APLICAÇÃO DA ABORDAGEM MULTISSISTÉMICA À BEM-ESTAR DOS PROFISSIONAIS DE SAÚDE

O desenvolvimento e o impacto do risco ou de outras reacções negativas ao stress, bem como a manutenção do bem-estar no local de trabalho, são complexos. Envolve a interface de vários sistemas, incluindo o trabalhador individual do sector da saúde, os seus pares e família, a agência ou local de trabalho, a comunidade e os níveis nacionais. É necessário um modelo que aborde cada um destes níveis, nomeadamente uma abordagem multissistémica, para *otimizar a prevenção e o tratamento eficazes dos riscos profissionais dos trabalhadores do sector da saúde*. O Modelo Multissistemas, apresentado na Figura 1, fornece um meio para examinar as camadas de factores que influenciam o bem-estar dos profissionais de saúde (Lewis, 2004; Lewis et al., 2006). A melhor forma de o considerar é como quadrados aninhados, com o quadrado mais interior a representar o indivíduo e o quadrado mais exterior a representar as variáveis nacionais que podem afetar o bem-estar dos profissionais. Entre estes dois extremos encontram-se o nível dos pares/colegas/família, o nível da agência/organização e o nível da comunidade. Os níveis estão inter-relacionados e reflectem o facto de as pessoas viverem numa série de contextos que se misturam para influenciar a sua qualidade de vida.

Em cada nível do Modelo Multissistemas, podemos concetualizar uma série de factores que influenciam o bem-estar dos profissionais de saúde. Cada um destes factores pode ser concebido como apresentando desafios ao bem-estar, bem como indicadores de pontos fortes que apoiam o bem-estar. Por exemplo, as estratégias de confronto influenciam o bem-estar e a gestão do stress. Um indivíduo pode utilizar estratégias que o façam sentir-se competente e bem sucedido quando enfrenta o stress. Por outro lado, as suas estratégias podem ser ineficazes, resultando no aumento do impacto negativo do stress. Por exemplo, se alguém optar por beber ou evitar uma situação problemática, não é provável que isso resolva o stress que está a enfrentar. Na verdade, a gravidade do stress pode intensificar-se e a pessoa ficará pior do que antes. A nível dos pares/colegas/família, um prestador de serviços pode ter uma forte rede de apoio social que está disponível para ouvir e proporcionar um refúgio emocional. O apoio social é uma das melhores estratégias para gerir o stress e os problemas com ele relacionados. No entanto, as questões relacionadas com a confidencialidade, especialmente no contexto do VIH/SIDA, limitam os apoios sociais disponíveis para os prestadores de cuidados profissionais. Para além disso, as pessoas podem não ter uma boa rede de pessoas que as apoiem e, como resultado, experimentam sentimentos de isolamento e solidão. A este nível, a vida familiar é também muito importante. As famílias podem ser uma forte fonte de apoio. No entanto, os conflitos familiares ou as preocupações dos trabalhadores com os membros da família podem aumentar a tensão pessoal que influencia o desempenho profissional. A análise dos factores associados ao Modelo Multissistemas proporciona um avanço natural na concetualização das actividades de prevenção do stress e dos riscos e de intervenção que respondem a cada nível. Por exemplo, a nível individual, as oportunidades de participar em seminários de gestão do stress e dos riscos podem reforçar as capacidades de lidar com a situação e a inteligência emocional. Estes serviços de apoio podem ser realizados nas instalações de uma agência onde o profissional de saúde trabalha e onde pode ter dado voz aos supervisores sobre a necessidade de um seminário deste tipo. O currículo destes seminários pode ser desenvolvido em consulta com membros da comunidade, especialistas, profissionais de saúde ou organizações não governamentais. Os voluntários podem estar disponíveis para ajudar nas actividades da agência enquanto alguns prestadores de serviços participam no seminário. Por último, o governo pode apoiar o financiamento de programas de bem-estar.

3.2. VIAS: UM MODELO ESTRUTURAL DE RISCO PROFISSIONAL E BEM-ESTAR DOS TRABALHADORES DO SECTOR DA SAÚDE

A descrição precedente do risco e da teoria dos multissistemas fornece uma base para a descrição de um processo que conduz a resultados negativos decorrentes do risco profissional ou de um processo através do qual o bem-estar pode ser melhorado e a produtividade no local de trabalho aumentada.

O modelo Pathways (Lewis, 2006), apresentado na Figura 2, é um modelo estrutural de stress, risco e bem-estar dos profissionais de saúde. Como mostra o modelo, a maioria dos profissionais de saúde enfrenta stressores agudos, contínuos, de risco e crónicos no local de trabalho, que podem incluir trabalho excessivo, doentes complexos, falta de pessoal e muitas outras preocupações. Quando confrontado com estes factores de stress, o prestador de cuidados de saúde faz uma avaliação (Lazarus & Folkman, 1984) da situação e da sua capacidade de lidar com ela. Se os seus recursos individuais, dos seus pares, da agência, da comunidade ou nacionais estiverem sobrecarregados, o seu percurso de negociação do stress pode acabar em perigo (Maslach, 1982) e em impactos negativos na saúde.

Os resultados negativos desta via incluem absentismo, más relações com os doentes, baixa produtividade, doença emocional ou doença física. A sobrecarga de recursos pode existir num único ou em vários níveis do Modelo Multissistemas. Por exemplo, os indivíduos podem considerar que as situações de stress estão fora do seu controlo e envolver-se em estratégias ineficazes. Podem ter uma rede de apoio social limitada. Podem não ter uma boa supervisão no local de trabalho, que normalmente ajudaria a mediar as reacções de perigo. Os doentes/membros da comunidade podem ter ficado insatisfeitos com a agência e considerar que os prestadores de serviços não são compassivos. Por último, pode não haver financiamento para programas de bem-estar dos prestadores. É evidente que esta via conduz o trabalhador do sector da saúde a resultados negativos e a uma diminuição do seu bem-estar. Um caminho alternativo é aquele que conduziria a um bom bem-estar entre os profissionais de saúde.

Na via alternativa, após a avaliação cognitiva da situação de perigo, o profissional de saúde pode ter consciência de que pode efetuar mudanças e de que há pelo menos alguns elementos da sua situação que pode controlar. Pode ter uma forte rede de apoio social que o ajude a ter ideias para gerir o perigo. Podem também ter uma vida familiar gratificante que ajuda a amortecer a influência do risco profissional. Na sua agência, podem ter um supervisor que os apoie e que repare quando o seu nível de risco profissional aumenta e ofereça sugestões. Podem também ter acesso a círculos de qualidade que proporcionem ao trabalhador a oportunidade de oferecer e/ou implementar sugestões que melhorem o local de trabalho e os serviços prestados à comunidade. Os voluntários da comunidade podem estar disponíveis para ajudar na agência e reduzir a carga de trabalho.

Por último, o governo pode financiar programas de bem-estar para os profissionais de saúde. Esta via inspira um sentimento de esperança aos profissionais de saúde. Eles são capazes de utilizar os seus recursos e tomar medidas eficazes. Cada experiência de perigo é uma oportunidade para aprender e adquirir conhecimentos que promovem o seu crescimento pessoal e profissional. Os resultados ao longo deste percurso incluem um sentimento de realização, produtividade no trabalho e interações positivas entre profissionais de saúde e doentes.

Um elemento adicional a considerar é a forma como os profissionais de saúde que cuidam de pessoas que vivem com VIH/SIDA encaram a experiência como uma experiência de aprendizagem. Num estudo sobre prestadores de cuidados de saúde de longa duração no domínio do VIH durante o auge da epidemia nos Estados Unidos, Burr (1999) descobriu que os prestadores de cuidados de saúde identificavam frequentemente as experiências clínicas difíceis ou stressantes como experiências de aprendizagem. Ao incorporar a aprendizagem da experiência na sua prática, os médicos conseguiram tornar a experiência significativa e não simplesmente difícil ou perigosa. Os clínicos relataram experiências de cuidados prestados a doentes moribundos, doentes com doenças terminais ou famílias difíceis e a forma como a aprendizagem dessas experiências influenciou positivamente os cuidados que prestavam aos outros.

FIGURA 1. Modelo Multissistémico: Factores que influenciam
Cuidados de saúde profissionais Bem - estar

NACIONAL

<table>
<tr><td>
•   Políticas de saúde
•   Financiamento do prestador
programas de bem-estar
</td><td>
Políticas de pessoal Infra-estruturas
Recursos para o bem-estar do fornecedor - 5
programas de ser.
</td></tr>
</table>

COMUNIDADE

- Igreja
- Atitudes da comunidade em relação aos cuidados de saúde/prestadores
- Colaboração

AGÊNCIA/ORGANIZAÇÃO

<table>
<tr><td>
•   Gestão do volume de trabalho
•   Serviços de apoio
•   Educação/Formação
•   Oportunidades
•   Círculos de qualidade
•   Programas de reconhecimento
dos trabalhadores
</td><td>
Supervisão
Abordagem de equipa
Procedimentos de segurança dos trabalhadores
Diversidade nas experiências de trabalho
Políticas escritas
Padrões de pessoal
</td></tr>
</table>

PARES/COLEGAS/FAMÍLIA

- Apoio social
- Vida familiar
- Resposta das famílias ao trabalho

INDIVIDUAL

- Sentido de objetivo/realização
- Estratégias de sobrevivência, resiliência
- Avaliação Cognitiva
- Inteligência
- Equilíbrio entre a vida profissional e a vida doméstica
- Capacidade de aprender com a experiência e de lhe dar sentido.
- <u>Auto-conhecimento Competências/especialização</u>

Fonte: Modelo Multissistémico (Lewis 2004; Lewis et.al, 2006).

Figura 2
Percursos: Um modelo estrutural de stress e bem-estar entre cuidadores profissionais
Fonte: Sandra. Y. Lewis (2006).

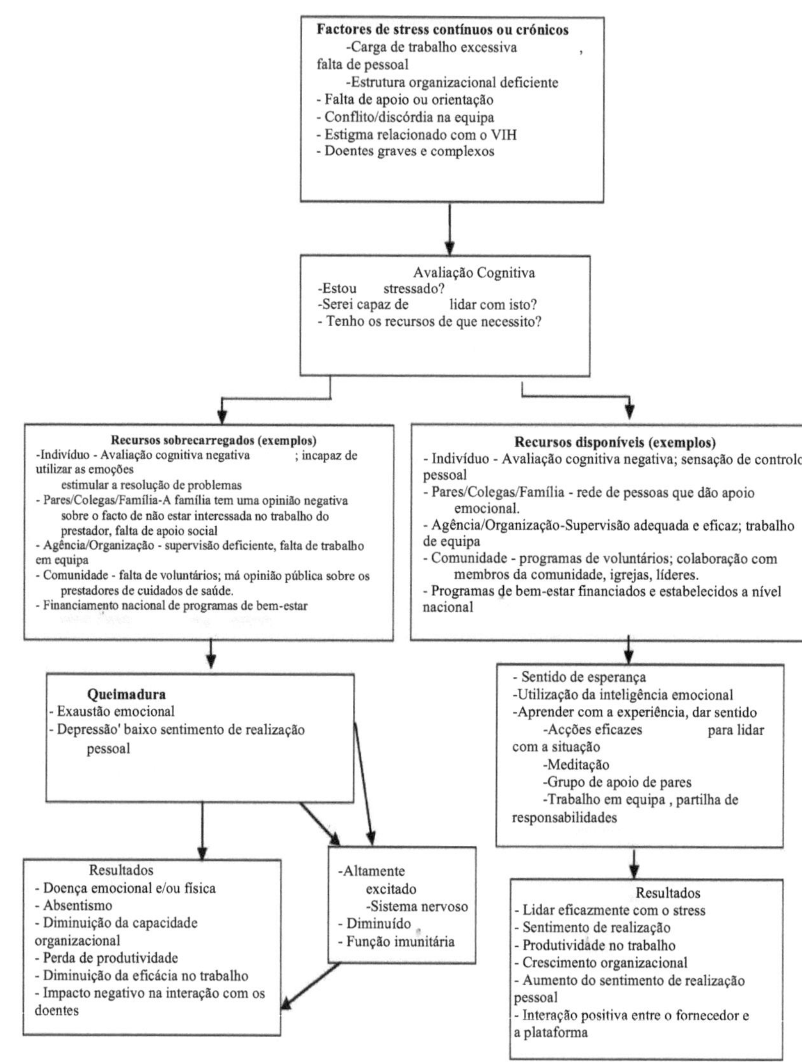

3.3. CONCEPÇÃO DA INVESTIGAÇÃO

Neste estudo, foi utilizado o método de inquérito. Os investigadores optaram pelo método de inquérito, uma vez que este se tornou muito eficaz nos tempos modernos como método científico para descobrir o impacto relevante das variáveis sociais de uma determinada população, e também porque tem a capacidade de possuir uma grande quantidade de informações que são vitais para a realização do estudo.

3.4. MÉTODO DE INVESTIGAÇÃO

O método de investigação é a filosofia do processo de investigação, a fonte de dados para a investigação e o método de recolha de dados. Os dados utilizados neste estudo de investigação provêm de fontes primárias e secundárias. A fonte primária consiste nos questionários administrados pelo investigador, enquanto a fonte secundária consiste em manuais escolares, revistas, Internet, etc.

Inclui os pressupostos e valores que servem de base para interpretar os dados e chegar a uma conclusão.

3.5. INSTRUMENTO DE INVESTIGAÇÃO

O instrumento de investigação utilizado para a recolha de dados foi um questionário dividido em seis (6) secções. A fim de apurar e obter informações holísticas, os recursos utilizados para descobrir os riscos profissionais enfrentados pelos profissionais de saúde que prestam cuidados a pessoas com VIH/SIDA foram perguntas fáceis e compreensíveis no questionário estruturado pelos investigadores.

3.6. AMOSTRA DA POPULAÇÃO E TÉCNICAS DE AMOSTRAGEM

A população é constituída por profissionais de saúde do Hospital Batista de Eku, com idades compreendidas entre os 18 e os 24 anos, os 25 e os 30 anos e os 31 anos ou mais. Além disso, a amostragem estratificada de médicos, enfermeiros, assistentes de laboratório, assistentes de enfermaria e empregados de limpeza que se enquadram na faixa etária de um total de 18 a 24 anos. Assistentes de laboratório, assistentes de enfermaria e empregados de limpeza que se enquadram na faixa etária de um total de cento e cinquenta (150) pessoas que foram utilizadas para o estudo.

3.7. VALIDAÇÃO

Este estudo valida o risco profissional dos trabalhadores do sector da saúde que cuidam das PVVS devido à negligência do sector/indústria da saúde.

3.8. MÉTODO DE ANÁLISE DE DADOS

Os dados foram analisados em percentagem simples para facilitar a compreensão da análise. Os dados foram também tabulados para mostrar as diferentes respostas, e o pacote estatístico para as ciências sociais (SPSS), teste T emparelhado, foi utilizado para testar as hipóteses formuladas.

CAPÍTULO 4

APRESENTAÇÃO E ANÁLISE DOS DADOS

4.1. INTRODUÇÃO

Este capítulo contém uma análise exaustiva dos dados recolhidos e uma discussão das conclusões do inquérito no terreno. Os dados recolhidos no estudo foram apresentados em tabelas e analisados em relação às informações fornecidas e recolhidas junto dos inquiridos. No total, foram administrados pessoalmente cento e cinquenta (150) questionários, tendo sido devolvido o mesmo número de questionários.

Consequentemente, os dados obtidos foram tabulados, analisados e interpretados com recurso ao percentil simples (percentagem), enquanto o teste "t" emparelhado do Statistical Package for Social Sciences (SPSS) foi utilizado para testar a hipótese formulada.

O capítulo, para além da análise e do teste das hipóteses, explora também a discussão dos resultados do estudo.

4.2. APRESENTAÇÃO E DISCUSSÃO DOS DADOS

Tabela 4.1: Distribuição sócio-demográfica dos inquiridos

S/N	Caraterísticas sócio - demográficas	Frequência	Percentagem (%)
1	**Sexo**		
	Masculino	63	42
	Feminino	87	58
	Total	**150**	**100**
2	**Idade**		
	18 -24	8	5.3
	25 - 31	40	26.6
	32 - 38	53	35.3
	39 e mais	49	32.6
	Total	**150**	**100**
3	**Estado civil**		
	Individual	43	28.6
	Casado	107	71.3
	Divorciado	-	-
	Outros	-	-

S/N	Socio-demográficas Caraterística s	Frequência	Percentagem (%)
	Total	150	100
4	**Nível de educação**		
	S. S. C. E (O'Level)	17	11.3
	Ensino superior (OND/ HND/ B.SC, M. Sc et. al.)	63	42
	Escola de Enfermagem	65	43.3
	Sem resposta	5	3.3
	Total	150	100
S/N	Socio-demográficas Caraterística s	Frequência	Percentagem (%)
5	**Quadro profissional**		
	Médico	35	23.3
	Enfermeira	63	42
	Laboratório. Atendente	17	11.3
	Atendente de enfermaria	8	5.3
	Limpadores	20	13.3
	Outro vazio	7	4.6
	Total	150	100

6	**Religião**		
	Cristão	149	99.3
	Muçulmano	1	0.6
	Religião Tradicional Africana (RTA)	-	-
	Outros	-	-
	Total	**150**	**100**
7	**Experiência profissional**		
	1 -4 anos	37	24.6
	5 - 9 anos	66	44
	10 - 14 anos	25	16.6
	15 anos ou mais	22	14.6
	Total	**150**	**100**

Fontes: Trabalho de campo, 2013.

A Tabela 4.1 apresenta as caraterísticas sócio-demográficas dos inquiridos. A tabela mostra que 63 (42%) da população total de profissionais de saúde eram do sexo masculino, enquanto 87 (58%) da população total de profissionais de saúde eram do sexo feminino.

A tabela também revelou que 8 (5,3%) dos profissionais de saúde se enquadram na faixa etária de 18 a 24 anos, enquanto 40 (26,6%) se enquadram na faixa etária de 25 a 31 anos. No entanto, 53 (35,3%) dos profissionais de saúde situam-se na faixa etária dos 32-38 anos e 49 (32,6%) situam-se na faixa etária dos 39 anos ou mais.

O estado civil dos inquiridos revela que 43 (28,6%) dos profissionais de saúde são solteiros, enquanto 107 (71,3%) dos profissionais de saúde são casados.

A tabela revelou que 17 (11,3%) do total dos profissionais de saúde são titulares de um certificado SSCE, enquanto 63 (42%) têm OND/HND/B.Sc/M.Sc/PhD, no entanto 65 (43,3%) frequentaram a Escola de Enfermagem e 5 (3,3%) dos profissionais de saúde não responderam à pergunta.

35 (23,3%) da população total dos profissionais de saúde são Médicos, enquanto 63 (42%) da população total dos profissionais de saúde são Enfermeiros, 17 (11,3%) dos profissionais de saúde são Assistentes de Laboratório, enquanto 8 (5,3%) dos profissionais de saúde são Assistentes de Enfermaria e 20 (13,3%) são Empregados de Limpeza.

149 (99,3%) da população total dos profissionais de saúde são cristãos, enquanto 1 (0,6%) dos profissionais de saúde é muçulmano.

Finalmente, a tabela revelou que 37 (24,6%) da população total dos profissionais de saúde tinham uma experiência profissional de 1 a 4 anos, 66 (44%) dos profissionais de saúde tinham uma experiência profissional de 5 a 9 anos. No entanto, 25 (16,6%) da população total dos profissionais de saúde tinham uma experiência profissional de 10 a 14 anos, enquanto 22 (14,6%) dos profissionais de saúde tinham uma experiência profissional de 15 anos ou mais.

Quadro 4.2: Trabalhadores do sector da saúde Exposição a riscos profissionais.

Opções	Frequência	Percentagem (%)
Sim	149	99.3
Não	1	0.66
Total	**150**	**100**

Fonte: Trabalho de campo, 2013

A tabela acima mostra que 149 (99,3%) da população total concordou que os profissionais de saúde estão expostos a riscos profissionais no seu local de trabalho, enquanto 1 (0,66%) discordou que os profissionais de saúde estão expostos a riscos profissionais no seu local de trabalho enquanto prestam cuidados aos doentes.

Quadro 4.3: Conhecimento dos riscos profissionais

Opções	Frequência	Percentagem (%)
Sim	149	99.3
Não	1	0.66
Total	**150**	**100**

Fonte: Trabalho de campo, 2013.

A Tabela 4.3 mostra que 149 (99,3%) da população total de profissionais de saúde concordaram em ter conhecimentos sobre riscos profissionais, enquanto 1 (0,66%) parece não ter quaisquer conhecimentos sobre riscos profissionais.

Quadro 4.4: A picada de agulha usada causa riscos profissionais

Opções	Frequência	Percentagem (%)
Sim	149	99.3
Não	1	0.6
Total	**150**	**100**

Fonte: Trabalho de campo, 2013

A tabela 4.4 mostra que 149 (99,3%) da população total de profissionais de saúde concordaram que a picada com agulha usada causa perigo entre os profissionais de saúde, enquanto 1 (0,6%) da população discordou que a picada com agulha usada causa perigo entre os profissionais de saúde que cuidam de pessoas que vivem com VIH/SIDA.

Quadro 4.5: Negligência e descuido dos profissionais de saúde causam riscos.

Opção	Frequência	Percentagem (%)
Sim	148	98.6
Não	1	0.6
Vazio	1	0.6
Total	**150**	**100**

Fonte: Trabalho de campo, 2013

A tabela 4.5 revela que 148 (98,6%) da população total concorda com o facto de que a negligência e o descuido dos profissionais de saúde causam riscos. No entanto, 1 (0,6%) da população total discorda que a negligência e o descuido dos profissionais de saúde causam riscos profissionais, enquanto 1 (0,6%) da população não concorda.

Tabela 4.5: Carga de trabalho excessiva causa riscos.

Opção	Frequência	Percentagem (%)
Sim	144	96
Não	3	2
Vazio	3	2
Total	**150**	**100**

Fonte: Trabalho de campo, 2013

A tabela acima mostra que 144 (96%) do total da população concordaram que a carga de trabalho excessiva causa riscos profissionais, 3 (2%) do total discordaram que a carga de trabalho excessiva dos profissionais de saúde causa riscos, enquanto 3 (2%) do total da população não responderam.

Quadro 4.6: O baixo número de efectivos conduz a riscos

Opção	Frequência	Percentagem (%)
Sim	127	84.6
Não	23	15.3
Total	**150**	**100**

Fonte: Trabalho de campo, 2013

A Tabela 4.6 acima mostra que 127 (84,6%) da população total concordaram que a falta de pessoal leva a riscos para os profissionais de saúde, enquanto 23 (15,3%) discordaram que a falta de pessoal leva a riscos entre os profissionais de saúde que cuidam de pessoas que vivem com VIH/SIDA.

Quadro 4.7: Os trabalhadores do sector da saúde estão expostos a doenças musculares

Opção	Frequência	Percentagem (%)
Concordo totalmente	66	44

Concordar	59	39.3
Discordo totalmente	5	3.3
Indecisos	20	13.3
Total	**150**	**100**

Fonte: Trabalho de campo, 2013.

Na tabela 4.7, 66 (44%) da população total dos profissionais de saúde concordaram fortemente que os profissionais de saúde estão expostos a distúrbios musculares, 59 (39,3%) da população concordaram que os profissionais de saúde estão expostos a distúrbios musculares, enquanto 5 (3,3%) discordaram fortemente que os profissionais de saúde estão expostos a distúrbios musculares e 20 (13,3%) da população total dos profissionais de saúde responderam que estavam indecisos.

Quadro 4.8: Os profissionais de saúde enfrentam agressões de doentes.

Opções	Frequência	Percentagem (%)
Sim	143	95.3
Não	-	-
Vazio	7	4.6
Total	**150**	**100**

Fonte: Trabalho de campo, 2013

A partir da tabela acima, 143 (95,3%) da população total de profissionais de saúde concordaram que os profissionais de saúde são agredidos pelos doentes, enquanto 7 (4,6%) da população total de profissionais de saúde não concordaram.

Quadro 4.9: Os trabalhadores do sector da saúde estão expostos a produtos químicos tóxicos

Opção	Frequência	Percentagem (%)
Concordo totalmente	67	44.6
Concordo	51	34
Discordo totalmente	22	14.6
Indecisos	10	6.6
Total	**150**	**100**

Fonte: Trabalho de campo, 2013

O quadro acima mostra que 67 (44,6%) da população total de profissionais de saúde concordaram fortemente que estão expostos a produtos químicos tóxicos, 51 (34%) da população total concordaram apenas que os profissionais de saúde estão expostos a produtos químicos tóxicos, enquanto 22 (14,6%) discordaram fortemente que os profissionais de saúde estão expostos a produtos químicos tóxicos e 10 (6,6%) estão indecisos.

Quadro 4.10: Exposição dos trabalhadores do sector da saúde às radiações

Opção	Frequência	Percentagem (%)

Concordo totalmente	91	60.6
Concordo	39	26
Discordo totalmente	6	4
Indecisos	14	9.3
Total	**150**	**100**

Fonte: Trabalho de campo, 2013

A Tabela 4.10 revelou que 91 (60,6%) da população total concordou fortemente que os profissionais de saúde estão expostos à radiação, 39 (26%) concordaram apenas que os profissionais de saúde estão expostos à radiação, enquanto 6 (4%) da população discordou fortemente que os profissionais de saúde estão expostos à radiação e 14 (9,3%) estão indecisos.

Quadro 4.11: Os trabalhadores do sector da saúde estão expostos a infecções e doenças transmissíveis.

Opção	Frequência	Percentagem (%)
Concordo totalmente	133	88.6
Concordar	15	10
Discordo totalmente	1	0.6
Indecisos	1	0.6
Total	**150**	**100**

Fonte: Trabalho de campo, 2013

O quadro acima revela que 133 (88,6%) da população total de profissionais de saúde concordaram fortemente que os profissionais de saúde estão expostos a infecções e doenças transmissíveis, 15 (10%) concordaram que estão expostos a infecções e doenças transmissíveis, enquanto 1 (0,6%) discordou fortemente que os profissionais de saúde estão expostos a infecções e doenças transmissíveis e 1 (0,6%) estava indeciso.

Quadro 4.12: Os salpicos de sangue de um doente infetado causam riscos profissionais.

Opção	Frequência	Percentagem (%)
Sim	138	92
Não	8	5.3
Vazio	4	2.6
Total	**150**	**100**

Fonte: Trabalho de campo, 2013

A Tabela 4.12 revelou que 138 (92%) da população total concordaram que os salpicos de sangue de um doente infetado causam riscos profissionais para os profissionais de saúde, enquanto 8 (5,3%) discordaram que os salpicos de sangue de um doente infetado causam riscos profissionais e 4 (2,6%) da população não concordaram.

Quadro 4.13: Os profissionais de saúde são vítimas de agressões por parte dos doentes.

Opção	Frequência	Percentagem (%)
Sim	144	96
Não	5	3.3
Vazio	1	0.6
Total	**150**	**100**

Fonte: Trabalho de campo, 2013

A tabela acima revela que 144 (96%) da população total concordam que os profissionais de saúde são agredidos pelos seus pacientes, enquanto 5 (3,3%) discordam que os profissionais de saúde são agredidos pelos pacientes e 1 (0,6%) da população total é nula.

Quadro 4.14: Exposição dos trabalhadores do sector da saúde à alergia ao látex

Opção	Frequência	Percentagem (%)
Sim	141	94
Não	9	6
Total	**150**	**100**

Fonte: Trabalho de campo, 2013

A Tabela 4.14 mostra que 141 (94%) da população total concordou que os profissionais de saúde estão expostos à alergia ao látex, enquanto 9 (6%) da população discordou que os profissionais de saúde não estão expostos à alergia ao látex.

Quadro 4.15: A formação e a reciclagem adequadas sobre medidas de segurança podem reduzir os riscos.

Opção	Frequência	Percentagem (%)
Sim	140	93.3
Não	-	
Vazio	10	6.6
Total	**150**	**100**

Fonte: Trabalho de campo, 2013

A tabela acima mostra que 140 (93,3%) da população total concordaram que a formação e a reciclagem adequadas sobre medidas de segurança podem reduzir os riscos, enquanto 10 (6,6%) da população não responderam.

Quadro 4.16: A disponibilização de meios e equipamentos de proteção pode reduzir os riscos profissionais.

Opção	Frequência	Percentagem (%)
Sim	150	100
Não	--	-
Total	**150**	**100**

Fonte: Trabalho de campo, 2013

A partir da tabela 4.6 acima, 150 (100%) da população total concordaram que a disponibilização de meios e equipamentos de proteção tenderá a reduzir os riscos entre os profissionais de saúde.

Quadro 4.17: O emprego de mais pessoal reduzirá os riscos

Opção	Frequência	Percentagem (%)
Sim	148	98.6
Não	-	-
Vazio	2	1.3
Total	**150**	**100**

Fonte: Trabalho de campo, 2013

Do quadro acima, 148 (98,6%) da população total concordam que a contratação de mais profissionais de saúde reduzirá os riscos profissionais, enquanto 2 (1,3%) discordam que a contratação de mais profissionais de saúde reduzirá os riscos profissionais.

Quadro 4.18: A utilização de dispositivos de proteção pelos cuidados de saúde pode prevenir os riscos profissionais.

Opção	Frequência	Percentagem (%)
Sim	148	98.6
Não	2	1.3
Total	**150**	**100**

Fonte: Trabalho de campo, 2013

O quadro acima revela que 148 (98,6%) da população total concordam que a utilização de dispositivos de proteção pelos trabalhadores do sector da saúde previne os riscos profissionais, enquanto 2 (2,3%) discordam que a utilização de dispositivos de proteção pelos trabalhadores do sector da saúde não previne os riscos profissionais.

4.3. TESTE DE HIPÓTESES

Hipótese um

Teste de amostras emparelhadas

	Diferenças emparelhadas	t	df	Sig.

	Média	Std. Desvio	Std. Erro Média	Intervalo de confiança de 95% da diferença				(2tailed)
				Inferior	Superior			
Par TOAFPCFPL 1 WHA- TINOATPCF PLWHA	105.18182	86.06953	25.95094	47.35952	163.00411	4.053	10	.002

Fonte: Trabalho de campo 2013

Na tabela 4.3, o valor calculado é superior ao valor da tabela, ou seja, 4,053> 0,002. Por conseguinte, a hipótese nula "não existem riscos profissionais para os trabalhadores do sector da saúde que prestam cuidados a PVVS" é rejeitada e a hipótese alternativa é aceite. Isto implica que "existem riscos profissionais para os profissionais de saúde que prestam cuidados a PVVS"

Hipótese dois

Correlações de amostras emparelhadas

	N	Correlaçã o	Sig.
Par 1 DLT & DNLT	11	-1.000	.000

Fonte: Trabalho de campo 2013

Teste de amostras emparelhadas

	Diferenças emparelhadas					t	df	Sig.(2 caudas)
	Média	Std. Desvio	Erro Std. Média	95% de confiança Intervalo do Diferença				
				Inferior	Superior			
Par DLT - 1 DNLT	56.54545	132.34074	39.90224	-32.36227	145.45318	1.417	10	.187

Fonte: Trabalho de campo 2013

A partir da tabela 4.1 e da tabela 4.2, pode deduzir-se o seguinte: a) existe uma correlação negativa entre as duas variáveis em análise (a carga de trabalho conduz a riscos profissionais entre os profissionais de saúde que prestam cuidados a PVVS e a carga de trabalho não conduz a riscos profissionais entre os profissionais de saúde que prestam cuidados a PVVS).

Esta relação inversa revela que os riscos diminuirão à medida que mais mãos forem empregues para fazer o trabalho em qualquer centro de saúde; b) a hipótese "o excesso de carga de trabalho não conduz a riscos profissionais entre os profissionais de saúde que prestam cuidados a PVVS" testada ao nível de significância de 0,05 é rejeitada, uma vez que o valor calculado é superior ao valor crítico da tabela (1,417>0,187), ver tabela 4.2 acima. Por conseguinte, a hipótese alternativa é aceite, o que significa que "o excesso de carga de trabalho conduz a riscos profissionais entre os profissionais de saúde que prestam cuidados a PVVS".

4.4. DISCUSSÃO DOS RESULTADOS

O estudo foi realizado para examinar a prevalência e a incidência de riscos profissionais entre os profissionais de saúde que prestam cuidados a pessoas que vivem com VIH/SIDA. Descobriu-se que os trabalhadores do sector da saúde enfrentam riscos profissionais quando prestam cuidados a doentes que vivem com VIH/SIDA, uma vez que 99,3% dos inquiridos o atestaram. Esta constatação corrobora as conclusões de investigadores anteriores que afirmaram que os trabalhadores do sector da saúde estão continuamente expostos ao risco de exposição a microrganismos infecciosos quando prestam cuidados a pessoas que vivem com VIH/SIDA. Sem recursos adequados para a saúde e a segurança, os profissionais de saúde são muito vulneráveis à exposição e a potenciais infecções por agentes biológicos e outros perigos. (Potten Patricia & Anne Griffin Perry, fundamentals of nursing, 2001, P.863). Entre os factores sugeridos como responsáveis está a falta de meios e equipamentos de proteção adequados que não estão à disposição dos profissionais de saúde.

A partir dos dados recolhidos e analisados no estudo, descobriu-se que a carga de trabalho excessiva conduz de facto a riscos profissionais entre os trabalhadores do sector da saúde. Isto deve-se ao facto de a força de trabalho no hospital ser muito reduzida em comparação com os doentes no terreno e, como resultado da escassez de pessoal, os trabalhadores do sector da saúde tendem a stressar-se para poderem prestar cuidados de saúde adequados aos doentes. (Papp 2007; Matsiko 2010).

O estudo revelou ainda que 88,6% dos trabalhadores do sector da saúde estão expostos a infecções e doenças transmissíveis, o que se deve ao acesso insuficiente a água potável, à falta de precauções universais de proteção contra doenças transmitidas pelo sangue, à falta de equipamento esterilizado e de uma gestão adequada dos resíduos e à picada de agulhas usadas por doentes infectados. (Ofili AN, Asuzu MC et.al, 2004)

O estudo também revelou que os profissionais de saúde são, na sua maioria, agredidos pelos doentes, o que é atribuído a alguns factores, tais como: a atitude despreocupada dos profissionais de saúde, a impaciência por parte dos profissionais de saúde e a sua atitude rígida e estigmatizante em relação aos doentes com VIH/SIDA, que envia um sinal negativo de rejeição aos doentes, que retribuem com agressões. Por exemplo, no decurso do meu trabalho de campo, no hospital de Eku, um funcionário dos serviços de saúde foi agredido por um dos doentes, porque o funcionário dos serviços de saúde disse ao doente que se tinha sido ele a infectá-la com o vírus, em resposta a essa afirmação, o doente teve de tossir saliva para a cara do funcionário dos serviços de saúde. (Myers e Jackson, 1993).

Além disso, entre os factores sugeridos como responsáveis por estes riscos contam-se a negligência ou o descuido por parte dos trabalhadores do sector da saúde, a permanência prolongada dos trabalhadores do sector da saúde durante o serviço, o não cumprimento de regras de segurança simples, a carga de trabalho excessiva e a falta de dispositivos ou aparelhos de proteção. O estudo revelou também os vários tipos de riscos observados pelos trabalhadores do sector da saúde, alguns dos quais são lesões nas costas, infecções dos doentes, agressões dos doentes, dores no pescoço e nas costas, produtos químicos tóxicos e perturbações musculares. Estas conclusões estão de acordo com os resultados de outros estudos que referem que estes riscos são comuns à profissão de saúde. (Orr, 1997; Moens et al., 1994; Smith e Roy, 2007).

Os dados analisados revelaram também que a alergia ao látex entre os trabalhadores do sector da saúde está a aumentar e que a exposição à radiação, por outro lado, está quase a tornar-se um fenómeno comum no sector da saúde, Isto é atribuído ao facto de as sensações alérgicas ao látex de borracha natural (NRL) estarem a tornar-se um importante problema de saúde ocupacional entre os trabalhadores do sector da saúde e um problema inevitável, e de as proteínas do látex de borracha natural (NRL) (hexamina, heveína e fator de alongamento da borracha) poderem ser absorvidas através da pele ou inaladas, enquanto o pó de luva de amido de milho pode atuar como transportador destas proteínas alergénicas. (Smith e Roy, 2007; Pruss - Ustun, Rap).

No estudo, os inquiridos, em resultado das suas experiências, foram capazes de sugerir formas de prevenir ou minimizar a taxa de exposição dos trabalhadores do sector da saúde a riscos profissionais no desempenho das suas funções, algumas das quais são a utilização adequada de meios e dispositivos de proteção, o cumprimento rigoroso das regras e diretrizes de segurança, evitando levantar equipamentos pesados e estar de pé durante muito tempo.

Em conclusão, as conclusões mostram que a questão dos riscos profissionais entre os trabalhadores do sector da saúde é um problema quotidiano com que os cuidados de saúde se deparam, mas que tem merecido pouca ou nenhuma atenção. É pertinente afirmar aqui que os riscos profissionais entre os trabalhadores do sector da saúde em Eku Baptist e em todos os hospitais e clínicas do Estado do Delta são uma questão evitável se apenas as partes envolvidas (trabalhadores do sector da saúde e decisores políticos nos sectores da saúde) desempenharem os seus respectivos papéis de forma ativa e fiel, fazendo da saúde dos trabalhadores do sector da saúde e do seu ambiente uma prioridade.

RESUMO, RECOMENDAÇÃO E CONCLUSÃO

RESUMO

Este estudo foi realizado com o objetivo de avaliar o risco profissional dos trabalhadores do sector da saúde. Foram efectuadas revisões da literatura relacionada com o estudo. Isto, de facto, permite aos investigadores elaborar os questionários utilizados na recolha de dados para o estudo.

Este trabalho foi dividido em cinco (5) capítulos: no capítulo um, foram abordados os antecedentes do estudo, dando, em primeiro lugar, uma boa perspetiva dos riscos profissionais entre os profissionais de saúde que prestam cuidados a doentes com VIH/SIDA no Estado do Delta e examinando posteriormente as causas e os efeitos dos riscos profissionais entre os profissionais de saúde que prestam cuidados a pessoas com VIH/SIDA. A literatura relacionada com o estudo foi analisada no capítulo dois, onde foram utilizadas as literaturas relacionadas com os objectivos da investigação.

RECOMENDAÇÃO

Uma vez que o risco profissional entre os trabalhadores do sector da saúde que prestam cuidados a pessoas que vivem com o VIH/SIDA gira em torno da falta de ajudas e equipamento de proteção, picadas de agulhas usadas, salpicos de sangue de doentes infectados, negligência e descuido por parte dos trabalhadores do sector da saúde, carga de trabalho excessiva, pouca força do pessoal, levantamento de objectos e equipamento pesados, permanência prolongada de pé, entre outros, a sua melhoria teria de passar por uma segurança adequada dos trabalhadores do sector da saúde e pela Segurança e Saúde no Trabalho (SST). Isto incluirá iniciativas orientadas para a saúde e uma abordagem de desenvolvimento e participativa. Os investigadores recomendam quatro elementos selecionados que são utilizados na lista de controlo e na redução dos riscos profissionais. Estes incluem: Estruturas de apoio, Práticas de gestão eficazes, Oportunidades de educação e Saúde e segurança no trabalho.

Quadro 5: Elementos selecionados adaptados na lista de verificação do risco profissional dos trabalhadores do sector da saúde.

Estruturas de apoio.	Práticas de gestão eficazes.
J Investir suficientemente na saúde e no ambiente de trabalho.	J Fomentar uma cultura de confiança mútua, justiça e respeito.
J Aplicação de um quadro regulamentar para locais de trabalho seguros.	J Prestar serviços de medicina do trabalho a todo o pessoal.
J Envolver os trabalhadores na avaliação contínua.	J Adoção de políticas para incentivar a comunicação de riscos e lesões profissionais.
J Promover um equilíbrio saudável entre a vida profissional e a vida privada	J Desenvolvimento de políticas e procedimentos para atenuar a exposição a riscos profissionais, incluindo a sua aplicação e avaliação.
J Oferecer segurança de emprego e previsibilidade de trabalho.	J Fornecer meios para garantir uma segurança óptima nos ambientes de trabalho.
J Comunicar e respeitar as normas de prática.	J Capacitar e equipar todos os trabalhadores para melhorar a saúde e a segurança no trabalho.
J Rever o âmbito da prática e as competências	

Oportunidades de formação J Apoiar oportunidades de desenvolvimento profissional regular. J Oferecer educação sobre saúde no trabalho através de programas de orientação e outras oportunidades educativas para a equipa.	**Saúde e segurança no trabalho** J Respeitar os níveis de segurança do pessoal J Adoção de políticas de segurança e bem-estar no trabalho.
f Promover práticas eficazes de supervisão, controlo e orientação.	

Fontes: Adaptado da Campanha PPE (PPE 2012)

Para efeitos do presente estudo e em resultado das conclusões do mesmo, foram recomendadas as seguintes medidas

J Investir suficientemente na saúde e no ambiente de trabalho.

J Aplicação de um quadro regulamentar para locais de trabalho seguros.

J Os efectivos devem ser aumentados através da contratação de mais profissionais de saúde.

J Os profissionais de saúde devem receber formação e reciclagem adequadas sobre medidas de segurança.

J Devem ser disponibilizados meios de proteção, dispositivos e equipamentos aos trabalhadores do sector da saúde.

J Dotar os hospitais de instalações tecnológicas modernas no domínio da saúde.

J Prestar serviços de medicina do trabalho a todo o pessoal.

CONCLUSÃO

A partir dos resultados, foi revelado que alguns dos itens testados são factores predisponentes para o risco profissional, enquanto outros não o são. As conclusões deste estudo têm implicações tanto para a educação como para a política de segurança sanitária. O nosso desenvolvimento como nação reside, de facto, na nossa capacidade de desenvolver um trabalho bom e seguro para os trabalhadores do sector da saúde, uma boa relação paciente-trabalhador do sector da saúde e uma política de saúde bem implementada no sector da saúde nacional. Uma nação ou economia em crescimento é aquela que coloca a saúde e a segurança dos seus cidadãos e prestadores de cuidados de saúde em primeiro lugar como prioridade política.

A segurança e a saúde no trabalho não devem ser postas de lado como uma questão de prestação de serviços. A saúde e o bem-estar dos trabalhadores do sector da saúde são um aspeto importante da motivação e da satisfação profissional dos trabalhadores, o que influencia a produtividade e a retenção. A segurança dos trabalhadores do sector da saúde também afecta a qualidade dos cuidados; cuidar dos prestadores de cuidados deve ser uma área prioritária de preocupação para o desempenho do sistema de saúde. O que é bom para a saúde dos trabalhadores é bom para a saúde dos doentes.

As iniciativas de várias partes interessadas, que incluem a defesa de políticas nacionais, o ministério da saúde (estatal e federal) e o envolvimento de conselhos profissionais, escolas e estabelecimentos de saúde, podem facilitar as medidas de redução dos riscos de segurança e saúde no trabalho (SST) e colmatar as lacunas.

REFERÊNCIAS

A & C Black Publishers Ltd, Macmillan English Dictionary, (2005) p.997.

Afework Mebratu, Emergency of HIV/AIDS cares to the health institution in Addis Ababa (2000), p.17

Baleta, Adele. 2008. Swaziland nurses the wellbeing of its health workers (A Suazilândia cuida do bem-estar dos seus profissionais de saúde). *The Lancet* 371, no. 9628: 1901-1902. http://www.thelancet.com/journals/lancet/article/PIIS0140- 6736 (08)60815-6/full text (acedido em 1 de junho de 2012).

Bradley, Susan, e Eilish McAuliffe. 2009. Provedores de nível médio em cuidados de saúde obstétricos e neonatais de emergência: Factores que afectam o seu desempenho e retenção no sistema de saúde do Malawi. *Human Resources for Health* 7, no. 14. http://www.human-resources-health.com/content/7/1/14 (acedido a 1 de junho de 2012).

Burke, M. J., Sarpy, S. A., Smith-Crowe, K., Chan-Serafin, S. Salvador, R. O., & Islam, G. (2006). Relative effectiveness of worker safety and health training methods (Eficácia relativa dos métodos de formação em segurança e saúde dos trabalhadores). American Journal of Public Health (96), 315-324.

Burr, C.K. (1999). Learning experiences of long term HIV providers: Challenge and Change. Dissertação de doutoramento não publicada. Nova Iorque: Teachers College, Universidade de Columbia.

Os prestadores de cuidados de saúde do Canadá (2002). Instituto Canadiano de Informação sobre a Saúde. Obtido em 12 de novembro de 2007 em www.cihi.ca.

Projeto de capacidades. "E os profissionais de saúde?": Melhorar o clima de trabalho nas instalações rurais no Quénia. Vozes do Projeto Capacidades nº 27. Chapel Hill, NC: Capacity Project. http:/ /www. capacityproject.org/ images/ stories/Voices/voices_27.pdf (acedido em 1 de junho de 2012).

Cherniss, C. (1995). Beyond burnout: helping teachers, nurses, therapists, & lawyers recover from stress and disillusionment. New York: Routledge.

Delive, A., M. Ulusoy e M.F. Ulusoy, 2003. Investigação dos factores que influenciam o nível de burnout na vida profissional e privada dos enfermeiros. Inter. J. Nursing Stud., 40(8): 807827.

Departamento de Serviços Públicos e Administração, República da África do Sul (DPSA). 2010. Política de gestão da saúde e produtividade para a função pública: Anexo A. Pretória, África do Sul: DPSA. http:// www.dpsa.gov.za/ dpsa2g/documents/ehw/2010/Health%20and%20productivit y%20management%20policy.pdf (acedido a 1 de junho de 2012).

Deussom, Rachel, Wanda Jaskiewicz, Sarah Dwyer e Kate Tulenko. 2012. Responsabilização dos profissionais de saúde: Abordagens de governação para reduzir o absentismo. Resumo técnico n.º 3. Washington, DC: Capacity *Plus*. http://www.capacityplus.org/files/resources/holding-health- workers-accountable-governance-approaches-reducing- absenteeism.pdf (acedido em 1 de junho de 2012).

Fasunlono, Adebola, e Foluso John Owotade. 2004. Occupational hazards among clinical dental staff (Riscos ocupacionais entre o pessoal clínico dentário). *The Journal of Contemporary Dental Practice* 5, no. 2. http://www.heartntl.net/HEART/070106/ OccupationalHaza rds-dentalstaff.pdf (acedido em 19 de junho de 2012).

Gold, Julian, Maggy Tomkins, Phillip Melling e Nicholas Bates. 2004. Guidance note on health care worker safety from HIV and other blood borne infections. Documento de discussão da PNS. Washington, DC: Banco Internacional para a Reconstrução e o Desenvolvimento/Banco Mundial http: / /siteresources.worldbank.org/HEALTH NUTRITION ANDPOPULATION/ Recursos/ 281627-1095698 140167/ GoldGuidance Note. pdf (acedido em 1 de junho de 2012).

Harries, A. D., Maher, D., & Nunn, P. (1997). Medidas práticas e acessíveis para a proteção dos profissionais de saúde contra a tuberculose em países de baixo rendimento. Boletim da Organização Mundial de Saúde (75).

Saúde e segurança dos trabalhadores do sector da saúde: Manual para gestores e

administradores (2006). Washington D.C.: Pan
Organização Americana de Saúde. Disponível em www.bvsde.opsoms.org/ssmanual/
interface.html.
Hopkins, A. (1995). Making safety work: Getting management commitment to occupational
health and safety. Austrália: Allen and Unwin.
Houle, J. (2001). Inquérito sobre saúde e segurança. Associação Americana de Enfermeiros.
Recuperado em 14 de novembro de 2007 de
www.nursingworld.org.
Houtman, Irene, Karin Jettinghoff e Leonor Cedillo. (2007). Sensibilização para o stress no
trabalho nos países em desenvolvimento: Um perigo moderno num ambiente de trabalho
tradicional: Conselhos aos empregadores e aos representantes dos trabalhadores. Série "Proteção
da Saúde dos Trabalhadores" no. 6. Genebra, Suíça: Organização Mundial de Saúde.
http://www.who. int/occupational_health/publications/raisin gawarenessofstress.pdf (acedido
em 1 de junho de 2012).
Código de ética internacional dos profissionais de saúde no trabalho. (ICOH). 2002. Roma:
Comissão Internacional de Saúde Ocupacional. Obtido em 27 de setembro de 2008 em
www.icohweb.org.
Comité Internacional da Cruz Vermelha (CICV). 2010. Cuidados de saúde em perigo: Making
the case. Genebra, Suíça: CICV. http:// www.icrc.org/ eng/assets/ files/publications/ icrc- 002-
4072.pdf (acedido em 1 de junho de 2012).
Joshi, R., Reingold, A., Menzies, D., & Pai, M. (2006). Tuberculose entre profissionais de saúde
em países de baixo e médio rendimento: A systemic review. PLoS Medicine, 3 Obtido em 2 de
dezembro de 2008, em www.medicine.plosjournals.org.
LaDou, J. (2002). The rise and fall of occupational medicine in the United States. Jornal
Americano de Medicina Preventiva 22 (4), 285-295.
LaSala, K. B. (2000). Nursing workforce issues in rural and urban settings: Looking at the
difference in recruitment. Journal of Rural Nursing and Health Care (1), 9-17.
Lazarus, R.S., & Folkman, S. (1984). Stress, appraisal and coping. New York: Springer
Publishing Company.
Lehtinen, S. (2005). Future information channels and sources in occupational health and safety.
Universidade de Tecnologia de Tallinn: Acrescentar anos à vida e vida aos anos: Coletânea de
artigos de investigação.
Lewis, S.Y. (2004). Estratégias e instrumentos para os prestadores de cuidados. Workshop
apresentado na Conferência do Paediatric AIDS Clinical Trials Group, Cidade do Cabo, África
do Sul.
Lewis, S.Y. (2006). Multisystems and pathways structural models of professional caregiver
well-being. Manuscrito em curso.
Lugah, V., B. Ganesh, A. Darus, M. Retneswari, M.R. Rosnawati, e D. Sujatha. 2010. Formação
em segurança e saúde no trabalho: Conhecimentos dos profissionais de saúde na Malásia.
Singapore Medical Journal 51, no. 7: 586.
Maslach, C. (1982). Burnout-the cost of caring. Englewood Cliffs, NJ: Prentice-Hall, *Inc*
Matsiko, Charles W. 2010. Ambientes de prática positivos no Uganda: Enhancing health worker
and health system performance. Genebra, Suíça: Conselho Internacional de Enfermeiros,
Federação Farmacêutica Internacional, Federação Dentária Mundial, Associação Médica
Mundial, Federação Hospitalar Internacional, Confederação Mundial de Fisioterapia/Aliança
Global dos Trabalhadores da Saúde. http://www. ppecampaign.org/ sites/ ppecampaign.org/
files/ images/ Publications-Uganda -PPE-CS. pdf (acedido em 1 de junho de 2012).
Moens, G., T. Dohogne, P. Jacques, 1994. Occupation and the prevalence of back pain among
employees in health care. Arch Public Health, 52:189-201.
Moodley, P. P., & Bachman, M. O. (2002). Inequidade nos serviços de saúde ocupacional para
trabalhadores de hospitais públicos na África do Sul. Occupational Medicine 52 (7), 393-393.
Myers, C. e S.E.M. Jackson, 1993.Burnout Inventory. Consulting Psychologists Press, Palo
Alto, CA. Moens, C. e S.E.M. Jackson, 1994. Burnout Inventory. 2nd Edn, Consulting
Psychologists Press, Palo Alto, CA, pp: 48.
Instituto Nacional de Segurança e Saúde Ocupacional (NIOSH). 2009. Identificação de
oportunidades de investigação para a próxima década da NORA. Estado do Setor: Cuidados de
Saúde e Assistência Social. http: / /www.cdc.gov/ niosh/ docs/2009- 139/pdfs/2009-139.pdf

(acedido em 1 de junho de 2012).

Nelson, S. e J. Steyner, 1997. Síndrome de Burnout em enfermagem: A etiologia, complicações, prevenção. Wien Klin Wochenschr, 113(7-8): 296-300.

Rede de centros colaboradores da OMS em matéria de saúde no trabalho. Obtido em 8 de outubro de   2008 em www.who.int/occupational health/network/en/index.html.

Newman, Constance J., Daniel H. de Vries, Jeanne d'Arc Kanakuze e Gerard Ngendahimana. 2011. Workplace violence and gender discrimination in Rwanda's health workforce: Aumentar a segurança e a igualdade de género. *Human Resources for Health* 9, no. 19. http: //www.human-resources-health.com/ content /9/ 1/19 (acedido em 1 de junho de 2012).

Ngulube, Thabale Jack. 2011. O estudo de caso nacional da Zâmbia sobre ambientes de prática positivos (PPE): Locais de trabalho de qualidade para cuidados de qualidade. Genebra, Suíça: Conselho Internacional de Enfermeiros, Federação Farmacêutica Internacional, Federação Dentária Mundial, Associação Médica Mundial, Federação Hospitalar Internacional, Confederação Mundial de Fisioterapia/Aliança Global da Força de Trabalho em Saúde. http://www. ppecampaign.org/sites/ppecampaign.org/files/images/ Publications-Zambia-PPE-CS.pdf (acedido a 1 de junho de 2012).

Orr, S., 1997. Depressão e síndroma de burnout em enfermeiros de unidades de cuidados intensivos. Crit Care, 8(1): 340.

Owen, A., O. Hayran e H. Sur, 1999. Predictors of burnout and job satisfaction among Turkish physicians. Q J M., 99(3): 161-169.

Papp, Elaine M. 2007. Programa de gestão da saúde e segurança no trabalho para enfermeiros. Genebra, Suíça: International Council of Nurses. http:/ /www.icn.ch/images/ stories/documents/ publications/ guidelines/guideline_ occupational health. pdf (acedido em 1 de junho de 2012).

Campanha Ambientes de Prática Positiva (PPE). 2012. Website. http://www.ppecampaign.org (acedido a 1 de junho de 2012).

Potter Patricia e Anne Griffin Perry, Fundamentals of Nursing, (5th edition) Mosby, Estados Unidos. (2001), p.863

Pong, R. W., & Pitblado, J. R. (2005). Geographic distribution of physicians in Canada: Beyond how many and where. Ottawa, ON: Instituto Canadiano de Informação sobre a Saúde. 48

Proteção dos profissionais de saúde: Kit de ferramentas para a prevenção de ferimentos com seringas. Obtido em 8 de outubro de 2008 de www.who.int/occupational health /activities /pnitoolkit/en/in dex.html.

Pruss-Ustun, A., Rapiti, E., & Hutin, Y. (2005). Estimativa do peso global da doença atribuível a ferimentos provocados por material cortante contaminado entre os trabalhadores do sector da saúde. American Journal of Industrial Medicine (48),482.

Rantanen, J. (2007). Comité conjunto OIT/OMS sobre saúde no trabalho: Serviços básicos de saúde no trabalho. Helsínquia: FIOH- ICOH.

Rantanen, J. & Lehtinen, S. (2000). A saúde e a sociedade da informação. In: K. Ducatel, J. Webster, W. Herrmann (Eds.) The Information Society in Europe: Work and Life in an Age of Globalization, 175 - 99.

Reda, Ayalu A., Shiferaw Fisseha, Bezatu Mengistie, e Jean-Michel Vandeweerd. 2010. Precauções padrão: Exposição ocupacional e comportamento dos profissionais de saúde na Etiópia. *PLoS One* 5, no. 12   .http:// www.ncbi.nlm.nih.gov/pmc/articles/PMC3009714/ (acedido em 1 de junho de 2012).

Ministério da Saúde da República do Uganda. 2008. Diretrizes para a segurança e saúde no trabalho, incluindo o VIH no sector dos serviços de saúde. Chapel Hill, NC: Capacity Project. http://www.capacityproject.org/images/stories/ files/guidelines_occupational_safety.pdf (acedido a 1 de junho de 2012).

Scott, C.R., 2006. Comunicação, apoio social e burnout: Uma breve revisão da literatura. Micro Organizational Communication Theory Res. New Left Rev., 83: 3-24.

Smith, M.R. e T.A. Roy, 2007. Líder autêntico criando ambientes de trabalho saudáveis para a prática de enfermagem. American J. Critical Care, 15: 256-267.

Stonerock, T., 2004. As mulheres e o mercado de trabalho. Rutledge, Schaufeli, W.C. Maslach e T. Market, (Eds.), Professional Burnout. Recent Developments in Theory and Research, Londres e Nova Iorque.

Strathdee, S. Flannery, J e Graydom, Stressor in the AIDS hospice environment, patient care,

(1994), Volume. 8 N02 p.18

Tankha, G., 2006. A comparative study of role stress in government and private hospital nurses. J. Health Manage. 8(1): 11-22.

Tawfik, L. & Kinoti, S. N. (2006). The impact of HIV/AIDS on the health workforce in developing countries. Documento de referência preparado para o Relatório sobre a Saúde no Mundo 2006 - Trabalhar em conjunto para a saúde.

TC Quinn, 'Global burden of the HIV pandemic'. *Lancet*; 1996, 99106.

Relatório sobre a saúde no mundo: Trabalhando juntos pela saúde (2006). Genebra: Organização Mundial de Saúde. Obtido em 29 de outubro de 2008 em www.who.int/whr/2006/en/.

OMS, Dicionário do Jornal Africano de Enfermagem e Obstetrícia, (2002)p.15

Bibliotecas de baús azuis da Organização Mundial de Saúde. Recuperado em 24 de março de 2008 de www.who. int/ghl/ mobile libraries / bluetrunk/en/. Saúde dos trabalhadores: Plano global de acções. Obtido em 8 de outubro de 2008 de http://www. who.int/gb/ebwha/ pdf_files/WHA60/A60_R26 en.pdf.

Yassi, A., Bryce, E., Moore, D., Janssen, R., Copes, R., Bartlett, K., et al. (2004). Protecting the faces of health care workers: Knowledge gaps and research priorities for effective protection against occupationally-acquired respiratory infectious diseases. Vancouver: Agência de Saúde e Segurança Ocupacional para os cuidados de saúde na Colômbia Britânica.

Zelenka, K.H., 1996. Understanding sonography burnout. J. Diagnostic Med. Sonography, 22(3): 200-205.

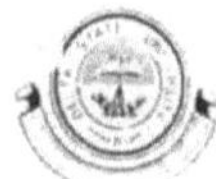

APÊNDICE I

DELTA STATE UNIVERSITY, ABRAKA
FACULTY OF THE SOCIAL SCIENCES
DEPARTMENT OF SOCIOLOGY AND PSYCHOLOGY

*Your Ref:*___________________

Our Ref——————————————

18th February, 2013

*Date:*___________________

TO WHOM IT MAY CONCERN

RE: VICTOR EYO ASSI   08037719495

Above named is a final year student in the Department of Sociology & Psychology who is doing a research work on, "**The Occupational Hazard on Healthcare Workers Caring for People Living with HIV/AIDS (Case Study of Eku Baptist Hospital and Warri Central Hospital).**

Please accord him all the necessary assistance he requires.

Thank you.

Prof. B.Q. Okaba
Head of Department

APÊNDICE II

Sec

oft refer. The ethical
committee of the respective
hospitals should grant
approval that have been
the practise in hospitals.
Central Hospital need has
an ethical committee. I recommend
that the hospitals should be
informed, etc.

(PS DCHA(A)
1/3/13.

DCHO(A) — SHA(A) 4/3/13.
pls deal accordingly

1/3/13

APÊNDICE III

TELEGRAMS   TELEPHONE

HOSPITALS MANAGEMENT BOARD

DELTA STATE OF NIGERIA
P. M. B. 5041 ASABA

Your Ref. .... A 550/33   7/3/2013

Our Ref. ....

The Medical Director,
Eku Baptist Hospital,
Eku.

<u>UNDERGRADUATE RESEACH PROJECT</u>
<u>MR. VICTOR EYO ASSI</u>

The above named is a final year student in the Department of Sociology and Psychology of the Delta State University, Abraka writing his degree project on the topic "The Occupational Hazard on Health Workers Caring for People Living with HIV/AIDS (Case study of Baptist Hospital, Eku and Central Hospital, Warri)"

Mr. Assi should be assisted in line with the ethical committee of your hospital, please.

C.L. Nwazu
For: Permanent Secretary

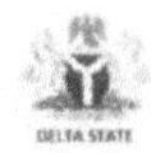

Telephone:+234(0)8136051727   E-mail: ekubaptisthospital@yahoo.com

HOSPITALS MANAGEMENT BOARD
EKU BAPTIST HOSPITAL
No.1 1st Urhusi Street, P. O. Box 35 Eku
DELTA STATE OF NIGERIA

Your Ref: _______________

Our Ref: EBH/AD/27/SD/49   Date: 13th March, 2013

The Chief Resident,
Eku Baptist Hospital,
Eku.

GRANT OF PERMISSION
RE: ASSI VICTOR EYO

I am directed to inform you that Management has granted the above named

student from the Department of Sociology and Psychology of the Delta State

University, Abraka permission to allow him obtain relevant information from

your Department in respect of his Research Project.

Kindly therefore, render to him the necessary assistance he may need from

you.

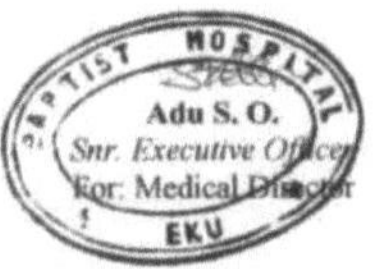

"Jesus went about Teaching, Preaching and Healing" Matt. 4:23

APÊNDICE V
QUESTIONÁRIO DE INVESTIGAÇÃO
DEPARTAMENTO DE SOCIOLOGIA, DELTA STATE UNIVERSITY,
ABRAKA.P.M.B 1, ABRAKA

Caro(a) Senhor(a),

       Sou um estudante licenciado do departamento e da instituição acima mencionados que está atualmente a realizar um trabalho de investigação sobre **"O PERIGO OCUPACIONAL DOS TRABALHADORES DOS SERVIÇOS DE SAÚDE QUE CUIDAM DE PESSOAS QUE VIVEM COM VIH/SIDA NO ESTADO DO DELTA". (UM ESTUDO DE CASO DO EKU BAPTIST HOSPITAL, EKU E DO DELTA STATE UNIVERSITY TEACHING HOSPITAL, OGHARA).** Por conseguinte, apelo a que as vossas respostas às perguntas cuidadosamente examinadas sejam tratadas com total confidencialidade. Espera-se que as vossas respostas, sugestões e recomendações ajudem a facilitar o sucesso do trabalho de investigação, que será, de facto, benéfico para o desenvolvimento da nossa profissão e do nosso sector da saúde.

     Obrigado
     Com os melhores cumprimentos
     Victor Eyo Assi
     Investigador

DADOS SÓCIO-DEMOGRÁFICOS DOS PROFISSIONAIS DE SAÚDE DO HOSPITAL BAPTISTA DE EKU E DO HOSPITAL CENTRAL DE WARRI

Instrução: assinalar (V) ou preencher as informações, se for caso disso, e assinalar SIM ou NÃO, Concordo plenamente (SA), Concordo (A), Indeciso (UD) e Discordo plenamente (SD).

DADOS PESSOAIS	
I. Sexo:	Masculino ( ) Feminino ( )
II. Idade:	18 - 24 anos( ) 25 - 31 anos( ) 32 - 38 anos ( ) 39 anos e mais ( )
III. Estado civil:	Solteiro ( ) Casado ( ) Divorciado ( ) Outros ....
IV. Nível de instrução	Escola primária ( ) Escola secundária ( ) Ensino superior ( ) Escola de enfermagem ( ) Sem resposta ( )
V. Quadro profissional:	Médico ( ) Enfermeiros ( ) Atendente de Lab. ( ) Empregado de laboratório ( ) Empregado de enfermaria ( ) Empregados de limpeza ( ) Outros ....
VI. Religião:	Cristão ( ) Muçulmano ( ) Religião Tradicional Africana (RTA) ( ) Outros
VII. Experiência profissional:	1 - 4 anos( )5 - 9 anos( )10 - 14 anos() 15 anos e mais ( )

SECÇÃO B

QUESTÕES SOBRE O CONHECIMENTO DOS RISCOS OCUPACIONAIS ENTRE OS TRABALHADORES DO SECTOR DA SAÚDE

1. Tem algum conhecimento sobre os riscos profissionais?

Sim ( ) Não ( )

2. Os trabalhadores do sector da saúde enfrentam algum risco profissional quando prestam cuidados a pessoas em situação de PLWHAD?   Sim ( ) Não ( ).

3. As picadas de agulha usadas causam riscos profissionais?

Sim ( ) Não ( )

4. Os salpicos de sangue de um doente infetado causam riscos profissionais aos profissionais de saúde?   Sim ( ) Não ( )

5. As lesões mecânicas, os factores químicos e biológicos causam riscos profissionais?   Sim ( ) Não ( )

6. Qual é a sua fonte de informação sobre riscos profissionais? Meios de comunicação ( ) Escola de Enfermagem ( ) Jornal ( ) Livros ( )
OutrosSem ....informação ( )

7. Estuda riscos profissionais na escola de Enfermagem / Obstetrícia ou na Faculdade de Medicina? Sim ( ) Não ( )

8. Qual é o seu conhecimento sobre os riscos profissionais no seu conjunto?
Mau ( ) Razoável ( ) Bom ( ) Sem conhecimento ( )

9. A falta de meios e equipamentos de proteção adequados no local de trabalho é causa de perigo? Sim ( ) Não ( )

10. A negligência e o descuido dos profissionais de saúde são factores de risco? Sim ( ) Não ( )

11. A carga de trabalho excessiva dos trabalhadores do sector da saúde causa riscos?
Sim ( ) Não ( )

12. A falta de pessoal conduz a situações de perigo? Sim ( ) Não ( )

13. O facto de o trabalhador do sector da saúde estar de pé durante muito tempo pode ser perigoso?
Sim ( ) Não ( )

14. A elevação de objectos e equipamentos pesados é perigosa? Sim ( ) Não ( )

15. A inobservância de regras simples de segurança e de higiene é perigosa?
Sim ( ) Não ( ).

16. A falta de conhecimentos sobre a utilização das instalações modernas é uma causa de perigo?
Sim ( ) Não ( )

SECÇÃO C
PERGUNTA SOBRE O AGENTE CAUSADOR E O MODO DE TRANSMISSÃO DO VIH/SIDA

1. O agente causador da SIDA é um vírus. Sim ( ) Não ( )

2. O VIH pode ser transmitido através do sangue, fluidos sanguíneos. Por exemplo, sémen ou secreção vaginal, sexo sem proteção, etc. Sim ( ) Não ( )

3. O VIH/SIDA pode ser transmitido através da picada de insectos? Sim ( ) Não ( )

4. O VIH/SIDA pode ser transmitido através de carícias e abraços, saliva, tosse e espirros, urina no rosto? Sim ( ) Não ( )

5. A partilha de instalações sanitárias com uma pessoa infetada transmite o VIH/SIDA? Sim ( ) Não ( )

6. Existe risco de infeção profissional pelo VIH/SIDA durante o trabalho? Sim ( ) Não ( )

7. Os profissionais de saúde correm o risco de contrair o VIH/SIDA? Sim ( )Não( )

8. Outros pacientes em risco de contrair o VIH? Sim ( ) Não ( )

SECÇÃO D
PERGUNTAS SOBRE O RISCO PROFISSIONAL
A QUE OS PROFISSIONAIS DE SAÚDE ESTÃO
EXPOSTOS NO LOCAL DE TRABALHO

1 Os trabalhadores do sector da saúde estão expostos a lesões nas costas? Sim ( ) Não ( )

2 Os trabalhadores do sector da saúde estão expostos a alergia ao látex? Sim ( ) Não ( )

3 Os trabalhadores do sector da saúde estão expostos a ferimentos com seringas? Sim ( ) Não( )

4 Os profissionais de saúde estão expostos à violência no local de trabalho? Sim ( ) Não ( )

5 Concorda que os profissionais de saúde estão expostos a substâncias químicas tóxicas?
Concordo plenamente ( ) Concordo ( ) Discordo plenamente ( ) Indeciso ( )

6 Você concorda que os profissionais de saúde estão expostos a distúrbios musculares?
Concordo fortemente ( ) Concordo ( ) Discordo fortemente ( ) Indeciso ( )

7 Concorda que as dores no pescoço e nas costas são um dos perigos enfrentados pelos profissionais de saúde? Concordo fortemente ( ) Concordo ( ) Discordo fortemente ( ) Indeciso ( )

8 Você concorda que os profissionais de saúde estão expostos à radiação? Concordo fortemente ( )

Concordo ( ) Discordo fortemente ( ) Indeciso ( )

9   Os profissionais de saúde sofrem agressões dos pacientes? Sim ( ) Não ( )

10 Concorda que os profissionais de saúde estão expostos a doenças infecciosas e transmissíveis dos doentes? Concordo fortemente ( ) Concordo ( ) Discordo fortemente( )Indeciso ( )

SECÇÃO E

PERGUNTAS SOBRE O STRESS ENTRE OS TRABALHADORES DOS SERVIÇOS DE SAÚDE QUE CUIDAM DE PLWHADs

1. Tem receio de prestar cuidados a algum doente devido a riscos profissionais? Sim ( ) Não ( )

2. A morte dos doentes preocupa-o? Sim ( ) Não ( )

3. Teve a intenção de abandonar a profissão de prestador de cuidados de saúde devido ao receio de contrair doenças e de ser infetado pelo VIH enquanto cuidava de doentes com VIH/SIDA?

Sim ( ) Não ( ).

SECÇÃO F

QUESTÕES RELATIVAS ÀS MODALIDADES DE MELHORIA DO PERIGO OCUPACIONAL DOS TRABALHADORES DOS SERVIÇOS DE SAÚDE QUE CUIDAM DE PESSOAS COM DEFICIÊNCIA.

1. Concorda que a formação e a reciclagem adequadas sobre medidas de segurança podem reduzir e prevenir os riscos profissionais? Sim ( ) Não ( )

2. A disponibilização de meios e equipamentos de proteção reduzirá os riscos profissionais?

Sim ( ) Não ( )

3. O emprego de mais profissionais de saúde e a utilização de meios modernos de assistência médica reduzirão a prevenção dos riscos profissionais? Sim ( ) Não ( )

4. Evitar que os trabalhadores do sector da saúde permaneçam de pé durante muito tempo pode prevenir riscos profissionais? Sim ( ) Não ( )

5. A utilização de dispositivos de proteção por parte dos trabalhadores do sector da saúde irá prevenir os riscos profissionais?   Sim ( ) Não ( )

6. Concorda que a simples observação das regras de higiene pelos profissionais de saúde no exercício da sua atividade pode reduzir o risco de ocupação?

Sim ( ) Não ( )

7. O facto de os trabalhadores do sector da saúde não levantarem equipamentos pesados evita a ocorrência de riscos profissionais? Sim ( ) Não ( )

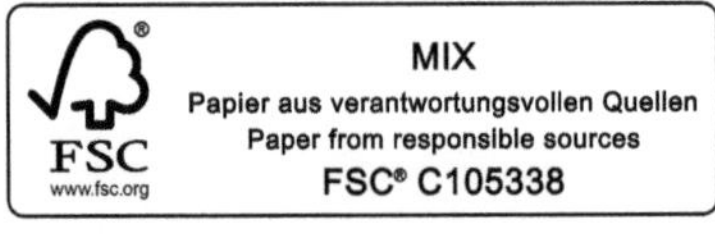

Printed by Books on Demand GmbH, Norderstedt / Germany